CHOLÉRA ÉPIDÉMIQUE DE 1865

RAPPORTS

SUR

L'ORIGINE DU CHOLÉRA A MARSEILLE EN 1865

Lus dans les Séances du 20 et du 27 Juillet 1866,

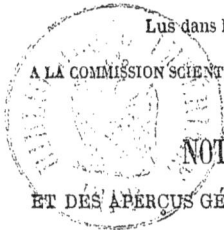

A LA COMMISSION SCIENTIFIQUE DU COMITÉ MÉDICAL DES BOUCHES-DU-RHONE

AVEC DES

NOTES COMPLÉMENTAIRES

ET DES APERÇUS GÉNÉRAUX SUR LA PATHOGÉNIE DU CHOLÉRA

PAR

le Dr F.-A. Didiot,

Médecin principal des hôpitaux militaires,
Membre titulaire de la Société d'Anthropologie de Paris,
Correspondant de la Société Médicale d'émulation, etc.

ET PAR

le Dr Ch. Guès

Professeur à l'Ecole préparatoire de Médecine et de Pharmacie de Marseille,
Membre fondateur de la Société libre d'Emulation de la Provence,
titulaire et correspondant de plusieurs Académies
de Sciences et Lettres, etc.

MARSEILLE

IMPRIMERIE SAMAT

QUAI DU CANAL, 9

1866

JUSTIFICATION.

« Ce qu'on croit vrai, il faut le dire et
le dire hardiment ; je voudrais, m'en
coûtât-il grand'chose, découvrir une
vérité faite pour choquer tout le genre hu-
main, je la lui dirais à brûle-pourpoint. »
JOSEPH DE MAISTRE.

L'épidémie de 1865 touchait à sa fin, et depuis le 16
octobre, l'hôpital militaire n'avait plus enregistré, ni malade, ni décès cholérique, lorsque je me décidai à adresser
(le 6 novembre) au Conseil de Santé des armées, sous la
forme d'un simple rapport, le résultat de mes observations sur l'origine et la marche de la maladie dans la garnison, en y ajoutant une étude préliminaire sur la climatologie de Marseille, de façon à bien faire ressortir les
causes essentielles qui m'ont paru présider à l'invasion
de l'épidémie et le rôle important qu'il faut attribuer aux
faits météorologiques et topographiques notés en 1865 (1).

Est-il besoin que je répète aujourd'hui, que j'ai écrit
sans idée préconçue et surtout sans parti pris : d'ailleurs
la rédaction de mon mémoire était achevée, qu'on ne
connaissait encore, sur le choléra de Marseille, que les viru-
lents articles, qu'un fervent contagioniste, M. le Dr Bertulus, avait publiés dans la *Gazette du Midi*, à l'adresse

---

(1) Le choléra à Marseille en 1865. Brochure grand-in.-8°, de
100 pages, avec un plan. — Paris, V. ROZIER, éditeur.

du rédacteur scientifique du journal *La Presse*, M. A. Sanson, ceux de M. Grimaud, de Caux, dans la même feuille et les communications *(Séances des* 9 *et* 16 *octobre)* de ce savant publiciste à l'Institut.

Comme d'autres honorables confrères, je n'avais pu que déplorer les accusations, par trop injustes, portées contre l'administration centrale et le conseil général d'hygiène de Paris, mais je devais me borner à le témoigner dans le cours de mon rapport (1), par une simple protestation, avec toute la forme scientifique que j'ai tenu à conserver à l'ensemble de mon travail.

Toutefois, je ne pouvais laisser sans explication l'interprétation des premiers faits tendant à attribuer, à l'importation pure et simple, l'origine du choléra à Marseille.

Telle qu'elle avait été posée, devant l'Académie des Sciences, par M. Grimaud, elle me paraissait forcée, inexacte ; c'est pourquoi, j'ai tenu à relater des faits de choléra, antérieurs à la prétendue importation d'Egypte, pour démontrer l'existence à Marseille, d'un choléra grave, mortel, à forme asiatique, avant même son développement à l'état épidémique à Alexandrie; et en citant ces faits et leur source, je n'ai pas oublié d'ajouter qu'une enquête sérieuse en ferait connaître toute la vérité (2).

Mon travail, connu seulement du corps médical de l'armée, par l'extrait qui en fut publié dans le Recueil des

---

(1) Loco cit. page 84.
(2) Loco cit. pages 84 et 96.

Mémoires de Médecine militaire (1), ne commença à préoccuper les partisans de la doctrine opposée à la mienne, qu'après qu'un honorable et savant inspecteur du service de santé militaire, M. Cazalas, eût porté, à la connaissance des corps savants, les faits sur lesquels je m'étais appuyé, pour combattre les tendances de l'administration au rétablissement des quarantaines (2).

En outre des faits énoncés dans mon rapport, j'avais fourni à M. Cazalas une note exacte des décès enregistrés à l'état-civil (par suite de choléra ou d'affections des voies digestives) pendant la quinzaine, qui a précédé l'arrivée à Marseille des pélerins de la Mecque.

Je complétais ainsi les recherches que M. Grimaud s'était imposé le devoir de faire dans son ardent désir d'arriver « à constater la véritable origine de la maladie. » Et je suis même sincèrement convaincu, que ce savant hygiéniste y serait arrivé plus tôt que moi, s'il avait, lors de son séjour dans notre ville, pris des renseignements à toute autre source que celle qu'il a consultée, et qu'il n'eût pas eu besoin de forcer les faits, à partir de l'arrivée de la *Stella* dans le port de Marseille, pour y démontrer l'origine de la maladie.

Il existe, en effet, aussi dans cette ville, une sorte de mont Arafat (entre la rue Bernard-du-Bois, le cimetière St-Charles et le boulevard des Dames)

---

(1) 3me série, Tome 16e, pages 1 et 109.

(2) EXAMEN PRATIQUE DE LA QUESTION RELATIVE A LA CONTAGION OU A LA NON-CONTAGION DU CHOLÉRA ; *Mémoire lu à l'Académie de médecine, dans la séance du 3 avril 1866, par le docteur* CAZALAS.

qui se recommandait, avant tout, aux philanthropiques investigations de M. Grimaud, et en établissant, avec son talent d'écrivain, l'opinion publique juge des faits les plus graves sous le rapport de l'hygiène publique, et qui sont encore aujourd'hui, comme l'an dernier, *d'une démonstration irréfragable*, il aurait pu rendre un plus grand service à la population Marseillaise, qu'en cherchant à démontrer qu'il fallait à tout prix revenir au régime des quarantaines.

Toujours est-il, que la savante communication de M. Cazalas, à l'Académie de Médecine, avait pour résultat de renverser tout l'échafaudage de M. Grimaud, et que pour des raisons facilement explicables, il ne fut pas le premier à s'en émouvoir. La vérité n'est qu'une, et j'ai la persuasion que M. Grimaud aura reconnu par elle l'imperfection de ses recherches (1).

Mais de zélés et distingués confrères, partisans déclarés de l'importation et dont les hypothèses disparaissaient devant une série de *faits incontestables*, démontrant l'existence du choléra à Marseille, avant les arrivages prétendus contaminés d'Alexandrie, se crurent obligés de réfuter au plus tôt ce qu'ils appellent *les assertions émises par M. Cazalas relativement à l'origine du choléra de Marseille en 1865*. On a pu lire *dans le numéro du 11 mai 1866 de la Gazette Hebdomadaire*, leurs remarques

(1) Une réclamation a été faite ultérieurement par M. Grimaud, de Caux, en réponse au rapport de M. de Pietra-Santa, à la Société médico-chirurgicale de Paris. (*Voir la séance du 18 juin, Comptes-rendus de l'Académie des Sciences.*)

à ce sujet, sous la forme d'une lettre à M. le Rédacteur en chef.

Du sein des Académies et des Sociétés Savantes, le débat se trouvait dès-lors transporté par la presse médicale devant le public, et il me devenait facile de répondre à mes contradicteurs par la même voie. Cependant je crus devoir m'abstenir : « la valeur incontestée de l'auteur » de la communication à l'Académie de Médecine, mon respect pour sa personne, et je dirai même mon estime toute particulière pour l'un de mes adversaires qui m'avait toujours témoigné la plus loyale confraternité, me décidèrent à ne pas transformer une question scientifique de la plus haute importance en une simple question personnelle. Je restai douloureusement impressionné sans doute, mais avec l'espoir que tôt ou tard justice se ferait.

L'occasion devait, en effet, m'être bientôt offerte de venir affirmer de nouveau, devant le corps médical de Marseille (1), comme d'autres honorables confrères s'en étaient rendus les interprètes devant les Sociétés savantes de Paris (2), les faits incontestables avancés par M. Cazalas, d'après les renseignements que je lui avais fournis.

Ces faits sont les suivants : les rappeler, dans toute leur exactitude, sera la meilleure justification, que je me

---

(1) Voir les séances du mois de juillet de la Commission scientifique du Comité Médical des Bouches-du-Rhône, dans le tome 6e du Recueil de ses actes (année 1866, 4e fascicule, juillet-août.)

(2) Voir Rapport de M. de Pietra-Santa à la Société médico-chirurgicale, celui de M. Cazalas, à la Société médicale d'émulation, et celui de M. Gallard, à la Société médicale, des hôpitaux, dans les bulletins des travaux de ces diverses Sociétés.

crois obligé d'en faire, en réponse aux *remarques* de mes contradicteurs, en attendant qu'une sérieuse enquête permette de juger par qui de nous la vérité a été travestie.

I. — *Le choléra existait à Marseille plus de* 10 *jours avant les premiers arrivages d'Alexandrie* (11 *et* 15 *juin*) *auxquels l'importation du choléra a été imputée à tort par les contagionistes :*

1° Dans la deuxième quinzaine du mois de mai, quelques certificats de décès sont inscrits à l'état-civil avec le libellé de : *entérite*, *diarrhée*, *gastro-entérite aigue*, comme cause de mort.

2° Le 26 mai, 1 cas de cholérine dans la garnison *Registre statistique de l'hôpital militaire* (1).

3° Le 2 juin, 1 cas de choléra suivi de mort très-rapide, rue Turenne, n° 6.

En voici l'observation détaillée, telle que je l'ai recueillie, d'après les notes et les souvenirs de M. Raymond, médecin, qui a soigné le malade, et les renseignements pris au domicile même de l'individu, auprès des voisins.

Le nommé Pierre Vidal, maçon, 39 ans, marié, père de deux enfants, habitait un petit réduit portant l'indication : chambre 100, de la Cité-Ouvrière, surnommée *la Califournie*, située au n° 6 de la rue Turenne.

C'était un ouvrier sage, d'habitudes régulières et d'une bonne constitution. Depuis deux ou trois jours, il accusait une légère indisposition, de la diarrhée (*il avait de la dyssenterie, me dirent les voisins*), lorsque le vendredi, 2 juin, à la tombée de la nuit, il lui prit la fantaisie d'avaler un verre de *glacée* (sorte de sorbet à l'usage des gens du peuple, et colporté à travers les rues). Peu de temps après, il fut en proie à de violentes coliques, à des vomissements souvent répétés, et il eut également de fréquentes garde-

---

(1) Loco cit. page 50.

robes, accusant des tiraillements dans tout le corps, mais surtout dans les jambes.

Comme le mal empirait toujours, un médecin fut réclamé, et l'on s'adressa à M. Raymond, praticien très-connu dans ce quartier populeux, non seulement, pour son dévouement à ses malades, (M. Raymond a quatre récompenses civiques, dont deux médailles pour les épidémies de choléra de 1849 et de 1854-55), mais aussi par le grand nombre de personnes qu'il visite chaque année dans la classe ouvrière et les vieux quartiers, au centre desquels il réside.

Ce médecin *a vu* le malade *à 11 heures du soir* environ : il était couché dans une chambre assez mal éclairée par une simple chandelle, et entouré de sa famille et de quelques amis du voisinage. Il présentait déjà un facies décomposé, les yeux enfoncés dans les orbites, le nez, les pommettes, le menton, la langue et les extrémités des membres froids, le pouls petit, filiforme, beaucoup d'anxiété épigastrique et des envies fréquentes de vomir (la nature des déjections n'a point été constatée par M. Raymond, mais, « ce n'était que des glaires blanchâtres et de la bile » m'ont assuré les voisins). Il y avait déjà un commencement de cyanose, et le malade avait des crampes dans les membres inférieurs. M. Raymond prescrivit alors pour boisson, une infusion de camomille et de menthe, une potion composée d'eau de mélisse, de sirop diacode et de valérianate de zinc, et pour frictionner les membres, un liniment ammoniacal. Appréciant toutefois la gravité de l'état du malade, il crut devoir en prévenir la famille qui se préoccupait de réclamer l'intervention d'un ministre de la religion.

Le mal en effet s'aggrava rapidement et la mort survint vers les 3 ou 4 heures du matin. Le 3 juin par conséquent, quand M. Raymond *répéta* sa visite dans la matinée, il ne trouva plus qu'un cadavre, fortement cyanosé, déjà froid et raide (il était bleu-noir m'ont assuré les voisins, la concierge entre autres, qui a aidé à l'ensevelissement).

Pour M. Raymond, c'était incontestablement un cas de choléra bien confirmé ; il avait reconnu dans ce fait tous les caractères du choléra grave qu'il avait observés dans les épidémies antérieures, et c'est pourquoi il n'hésita pas à le déclarer à la mairie par le libelle de son certificat de décès (*Choléra en moins de 24 heures*).

« J'avais, affirme M. Raymond, déjà dissimulé la cause de la mort par choléra pour deux ou trois cas semblables à celui de Vidal, dans la même quinzaine, mais comme ce dernier habitait un quartier réputé justement pour son insalubrité flagrante, je n'ai plus eu la même hésitation à indiquer sur mon certificat la vraie cause de la mort: pour d'autres quartiers je me bornais comme c'est l'habitude à Marseille, à libeller par les mots: décédé par suite de mort naturelle. »

Si l'on prend la peine de lire toutes les particularités de cette observation, on n'y reconnaîtra guères que le nom de celle qui a été mutilée, en des termes *contraires à la vérité*, dans les REMARQUES de mes contradicteurs (1) insérées dans le *n° 19, 11 mai 1866 de la Gazette hebdomadaire*. C'est ce qui m'oblige d'ajouter, que ces mêmes renseignements sur le fait de Vidal, avaient cependant été donnés, tels que je les ai reproduits, par M. Raymond, qui les a affirmés derechef à la personne députée auprès de lui pour les recueillir une seconde fois, sans qu'il se doutât qu'on en ferait une relation si incomplète et si peu fidèle.

4° Le 2 juin, 1 cas de choléra, chez un enfant, rue Fongate, n° 6. — M. Moulin, requis en qualité de médecin sous-aide à l'hôpital militaire, employé depuis onze années dans les hôpitaux (à Avignon, comme interne, avant de venir à Marseille), habitait ladite maison.

---

(1) Remarques sur les assertions émises par M. Cazalas, relativement à l'origine du choléra de Marseille en 1865. Lettre à M. le Rédacteur en chef de la *Gazette hebdomadaire*, par MM. S. Pirondi et A. Fabre.

Appelé à donner des soins au petit malade, c'est lui aussi qui a fourni le certificat de décès, portant le libellé « diarrhée et vomissements. » — « C'est pour ne pas jeter l'alarme dans la maison que je n'ai pas écrit *choléra*, m'a raconté plus tard M. Moulin : mais je suis bien convaincu par tout ce que j'ai vu, depuis l'épidémie régnante, que je n'ai eu affaire qu'à un cas véritable de choléra infantilis. » La cyanose, l'agitation du petit malade, l'enfoncement des yeux dans les orbites, l'algidité, etc., sont autant de symptômes qui ne permettent pas d'en douter.

Cette affection est, à la vérité, fréquente à Marseille ; mais elle s'est présentée en 1865 avec un caractère particulier de gravité. Les moindres indispositions, attribuées à l'helminthiase ou à la dentition, s'aggravaient facilement, et quand, ainsi que me l'a confirmé M. Raymond, entre autres, on n'observait encore que des cas sporadiques de choléra chez les adultes, les enfants succombaient assez fréquemment à des complications cholériformes : les petits cadavres offraient toujours de la cyanose très intense, et les sclérotiques étaient tachées de petites ecchymoses bleues. Aussi dès lors on pouvait pressentir l'invasion d'une épidémie.

5° Le 3 juin, *quatre* décès par affections des voies digestives. Un certificat porte *entérite aigue*, un 2me *maladie des voies digestives* (ils sont signés par M. Savornin) ; un 3me, *diarrhée* (signature illisible) ; un 4me, *miserere* (signé par M. Giraud).

° Le 4 juin, *deux* décès, l'un : *suites d'une entérite*

(certificat de M. Pellegrin), l'autre, d'une *gastro-entérite*
(signé par M. Gautier).

7° Le 5 juin, *un* décès par *entérite aiguë* (signé par M.
Savornin) ; un cas de *diarrhée cholériforme* constatée à
la caserne St-Charles.

8° Le 6 juin, *un* décès par *gastro entérite chronique*
(signé par M. Verne).

C'est à cette date que j'ai rapporté, d'après les renseignements de MM. Honoraty et de la Souchère, le cas de
choléra algide, suivi de guérison, qui s'est présenté chez
un camionneur du chemin de fer.

Honoraty, qui a succombé pendant l'épidémie, ne croyait
pas à l'importation ; il citait le fait de ce camionneur à l'appui de son opinion, et ne voulait en rien rattacher l'origine du choléra à Marseille, à ce qui se passait en Orient.
Plusieurs de ses collègues du Comié Médical peuvent en
témoigner.

Pour M. de la Souchère, il ne m'a pas *autorisé* à
dire l'opposé de ce que j'ai écrit dans mon rapport de
fin octobre ; je dois déclarer au contraire que cet honorable confrère m'a cité encore en faveur de ma manière de
voir, un cas de choléra mortel survenu à Arles, plus de
quinze jours auparavant chez une vieille femme qui vivait
dans les conditions de l'isolement le plus complet. Pourrait-on douter que l'interprétation qu'il m'a donnée de ces
deux faits ne fût pas sincère ?

Quant au nommé Uldry Eugène, *homme d'équipe au*
mois, cité, pour les besoins de la cause, par mes contradicteurs, je peux leur assurer que les deux registres mé-

dicaux du chemin de fer, le signalent bien comme ayant été atteint d'entérite du 3 au 6 avril, et *d'embarras gastique* du 2 au 4 juin (voilà qui est bien près du 6, date que j'ai donnée pour son attaque cholérique), mais qu'il n'y a aucune indication de maladie, à la date du 28 de ce mois pour cet homme, qui au contraire se trouve encore porté comme ayant présenté les symptômes de la cholérine, du 20 au 25 septembre.

Vraisemblablement toutes les particularités relatives à cet intéressant malade, dont les registres de M. Aubin, médecin chargé de la visite des employés du chemin de fer, font foi, n'étaient pas très exactement connues de M. de la Souchère ; car comment alors expliquer qu'il ait *autorisé* à dire : « mais . . . . *le 23 juin seulement,*» pour le triomphe de la vérité ?

9º Le 9 juin, un décès cholérique (paroisse St-Laurent); le libellé du certificat à l'état-civil porte à la vérité : «mort naturelle », mais le fait a été certifié à M. Ch. Gués par deux membres du clergé, qui ont pu savoir ce que M. le curé ignore. Je n'avais indiqué le registre de la paroisse que comme source de renseignement ; je voudrais aujourd'hui écrier les noms des personnes consultées : le respect dû à leur caractère m'en empêche.

10º Le 10 juin, un décès par *gastro entérite aigue* (signé de M. Teissier)

11º Le 12 juin, un décès par *gastro entérite* (Dr Philippon) et un cas de *choléra intérieur* et promptement mortel survenu à l'Hôtel-Dieu (Service de M. le Dr Bertulus, qui en a fait l'objet d'une remarque clinique à ses élèves, et qui m'autorise à le relater aujourd'hui).

Tels sont les faits antérieurs à l'arrivée des pélerins arabes, qu'une simple enquête m'a permis de recueillir. Que
l'on tienne compte que la généralité des certificats de
décès envoyés à la mairie ne portent pas de libellé de la
cause de la mort et que les médecins n'ont agi ainsi, que
dans le but de dissimuler les premières atteintes de la
maladie, et l'on reconnaîtra sans peine qu'elle s'était ma-
nifestée déjà à la fin du mois de mai, et qu'il ne lui man-
quait pour son expansion à l'état épidémique, que le
concours d'influences générales que les faits météorologiques bien observés ont pu faire apprécier.

II. — *Le développement du choléra à l'état épidémique a été précédé d'une période prodromique, d'une
constitution médicale cholérique.*

Il est incontestable que cette constitution médicale
n'existait pas avec des caractères bien tranchés à Marseille
comme à Toulon, ni en mai, ni même en juin ; cependant si déjà dans ces mois, l'état-civil avait à inscrire
des décès par suite de choléra, de diarrhée, de miserere,
d'entérite aigue, etc., c'est que les affections des voies
digestives commençaient à devenir prédominantes : elles
l'étaient surtout chez les enfants, et dans les quartiers
populeux de la vieille ville, dans la banlieue, comme les
carnets ou agendas de quelques médecins n'en peuvent
faire douter. Que l'on veuille bien remarquer aussi que
le mouvement seul des hôpitaux n'est point un moyen
d'appréciation rigoureuse, parce qu'en général l'admis-
sion à l'hôpital n'est point réclamée pour de simples déran-
gements intestinaux.

Toutefois, à partir du mois de juillet, la constitution médicale diarrhéique s'était établie et sa diffusion s'est généralisée de plus en plus dans les mois suivants, en suivant l'expansion et la marche de l'épidémie cholérique dont on ne devrait faire remonter le début, qu'à la 2me quinzaine d'août (2, 3, 5 ou 7 décès cholériques par 24 heures, dans une ville de 300,000 âmes, ne pouvant être considérés que comme appartenant à la période prodromique ou prémonitoire de la maladie).

Il en a été ainsi au moins pour la garnison, dont voici le mouvement nosographique (aussi bien pour les infirmeries qui reçoivent les affections légères, que pour l'hôpital militaire où l'on n'admet en général que les maladies les plus graves) (1) :

	diarrhées		cholérines		choléra		décès
Juin	28	—	13	—	»	—	»
Juillet	119	—	39	—	3	—	2
Aout	198	—	57	—	31	—	10
Septembre	361	—	78	—	69	—	44
Octobre	161	—	45	—	9	—	6

Une marche parallèle a dû exister dans la population civile; elle a été notée également pour Toulon, Arles et quelques localités voisines qui ont eu à souffrir du fléau.

III. — *Aucun cas bien avéré de choléra ne peut être rapporté ni aux pélérins arabes, ni aux émigrants*

---

(1) Mon collègue à l'hôpital militaire, M. Jubiot, n'a communiqué à la Société de médecine, que le relevé relatif aux affections traitées à l'hôpital, tandis que celui que j'ai établi comprend aussi le mouvement des infirmeries de la garnison.

d'Alexandrie, ni aux équipages des navires arrivant de pays contaminés.

D'après une enquête sérieuse de toutes les particularités relatives à la *Stella*, à son départ d'Alexandrie, à son voyage, sa relâche à Messine, au débarquement des pèlerins au fort St-Jean, il est démontré que les passagers et hommes d'équipage de ce batiment n'ont présenté aucun symptôme de choléra. Comment d'ailleurs l'auraient-ils importé d'Alexandrie, où la maladie n'existait pas encore au 1er juin, jour de leur départ de cette ville.

On a donné beaucoup de retentissement aux trois décès qui ont été fournis par les 70 pèlerins de la *Stella* ; mais, qu'on le sache bien, c'est un fait habituel, qui se reproduit à chaque pèlerinage, de voir plusieurs de ces hadjis succomber, soit de misère ou de privations, soit de fatigues ou de vieillesse, et il n'est pas d'année que le fort St-Jean n'en enregistre autant qu'en 1865.

N'est-il point d'ailleurs incontestable qu'ils n'ont offert aucun malade pendant leur séjour dans ce fort, resté indemne pendant toute la durée de l'épidémie, et qu'ils n'ont pas importé davantage le choléra dans leurs provinces respectives, puisque ce n'est que trois ou quatre mois après qu'il s'est manifesté à Alger et à Oran.

Enfin, a-t-on pu citer *au moins un* cas de choléra chez ces 4020 personnes (émigrants, passagers et hommes d'équipage) qui sont arrivés des pays contaminés du 11 juin au 31 juillet ? En a-t-on observé davantage chez les douaniers, chez les ouvriers des Docks qui ont manipulé les colis et les marchandises suspectes ?

Ainsi donc il peut être considéré comme acquis à l'observation qu'il n'y a aucun fait bien avéré d'importation dans l'épidémie de 1865.

Toutefois, m'objectera-t-on, ce sont les quartiers situés dans le voisinage des ports, ce sont les personnes en rapport plus ou moins immédiat avec la marine, ce sont les marins même qui ont présenté les attaques les plus fréquentes au début. Mais je ne vois là rien de bien difficile à interpréter. Comment ! le mouvement principal de la classe ouvrière à Marseille se passe sur les quais de ses ports, ou dans leur voisinage, la généralité des habitants est en relation plus ou moins directe d'affaires avec les Messageries, les Docks, les diverses Agences de commerce maritime, etc., et les marins quand ils tombent malades, ne peuvent guères avoir d'autre ressource que l'entrée à l'hôpital; et l'on s'étonne qu'il en soit ainsi qu'on croit l'avoir remarqué ! (1)

Et d'ailleurs, cela nous expliquerait-il ces cas isolés en plus grand nombre qui sont fournis simultanément par des personnes habitant loin des ports, et n'ayant, par leur genre d'occupations, aucun rapport avec cette partie de la ville ? Tandis qu'il nous suffit d'une influence générale du milieu atmosphérique et de conditions parti-

---

(1) Qu'on en juge d'ailleurs. Voici, d'après M. J. Mathieu, savant statisticien de notre ville, comment les 2028 décès cholé-riques se sont divisés au point de vue topographique.

Sur les navires ancrés dans le vieux port.	8
» dans le port neuf...	5
Dans 52 rues voisines du port............	184
Aux hôpitaux civils et militaires.........	421
Banlieue et faubourgs.................	442
Dans 240 rues de la ville..............	978

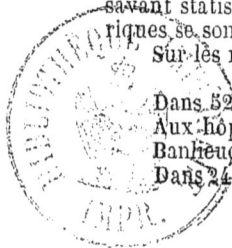

2028

culières d'insalubrité locale, ou d'hygiène mal entendue,
pour expliquer les uns et les autres.

En effet, s'il est probant, comme M. Aubert-Roche l'a
signalé dans son rapport sur l'épidémie d'Egypte (1) et
comme l'établit aussi le rapport du Gouvernement (2),
que les foyers d'infection ont joué le rôle le plus actif,
non-seulement dans la propagation de la maladie en
Orient, mais aussi, pour son développement à l'état épidémique à la Mecque, où elle s'est formée pour ainsi dire
de toute pièce, sous l'influence d'une chaleur torride, de
l'agglomération d'un plus grand nombre de pélerins que
les années précédentes, et des miasmes pestilentiels que
répandent des amas d'immondices et les dépouilles putré-
fiées d'animaux offerts en sacrifices propitiatoires ; il ne
peut l'être moins qu'à la même époque (mai et juin 1865),
le choléra se soit développé spontanément à Marseille,
comme à Arles, Toulon et Solliès-Pont, sous l'influence
d'une constitution atmosphérique intempestive, et de certaines conditions d'insalubrité locale, particulières à ces
localités, éléments similaires aux précédents.

Pour ne parler que de Marseille, est-il possible de nier
l'existence flagrante de ces dernières, dans maints quartiers de la ville et de la banlieue, le vieux port, les rues
de la vieille cité aboutissant aux quais, celles qui avoisinent les cimetières, ou dans lesquelles se trouve une

---

(1) Journal de l'Isthme de Suez.
(2) Rapport de S. E. M. Béhic, Ministre de l'Agriculture et du
Commerce, en date du 5 octobre 1865.

population compacte, agglomérée autour de nombreuses usines ou d'établissements industriels insalubres ? (1)

N'est-il pas incontestable que les abattoirs, les dépôts d'engrais, de balayures, les fabriques de chandelles, de colle-forte, les magasins de chiffonniers, etc., sont, *avec l'absence d'égouts* dans ces quartiers populeux, où ils ne

---

(1) Sans doute, et le premier, n'ai-je pas été à le reconnaître (Loco cit. page 78), l'administration locale a déjà beaucoup fait pour la salubrité du vieux Marseille, et comme mes honorables confrères, dont j'ai été heureux de lire les publications remarquables à plus d'un titre, je n'hésite pas à croire que l'assainissement de certains quartiers a beaucoup contribué à y diminuer l'intensité de la maladie.

Mais je n'en reste pas moins étonné, d'avoir été le seul à signaler combien l'application des règlements de police municipale laisse à désirer en général, sous le rapport de l'hygiène publique, combien il est urgent pour la salubrité de notre ville, de sa banlieue, surtout, que le système des égouts soit complété, que le curage des ports soit activement assuré en toutes saisons, que les eaux destinées à l'alimentation de Marseille, ne soient distribuées dans les rues et les maisons qu'après leur complète épuration, de façon à favoriser la masse des habitants à en faire usage de préférence à celle des puits qui est viciée par des infiltrations fétides et délétères du sol.

En le répétant aujourd'hui, ce n'est pas que j'aie douté de l'excellent esprit d'observation de confrères haut placés, et à bien juste titre, dans l'opinion publique, ce n'est pas non plus, que je n'aie pas apprécié déjà toute la vigilance de l'administration locale, aussi jalouse de rendre Marseille salubre, que d'en faire une belle et somptueuse cité. Mais pour répondre à mon épigraphe, qu'il me soit permis d'ajouter :

Pour les étrangers, comme pour l'hygiéniste, Marseille ressemble encore trop aujourd'hui à ces industrielles du demi-monde, qui, préoccupées avant tout du luxe qu'elles ont à déployer par l'étalage de leurs parures et de toilettes plus ou moins tapageuses, négligent les premiers soins de l'hygiène corporelle, et récèlent le plus souvent sous le masque d'un séduisant maquillage, les sources de la propagation d'un mal qui constitue l'un des fléaux les plus terribles de l'humanité.

Aussi, à juger Marseille aujourd'hui, par toutes les transformations qui s'y accomplissent et par la façon dont l'odorat y est toujours si désagréablement impressionné, peut-on s'empêcher de déplorer, que malgré les progrès de la civilisation et de la science moderne, la spéculation et la vanité parviennent toujours à prévaloir sur les conseils de l'hygiène ?

sont encore aujourd'hui qu'à l'état de projet, la cause permanente de l'altération non-seulement de l'air, mais aussi de l'eau et du sol par les infiltrations qui alimentent les puits et les pompes des maisons du voisinage ?

Et les émanations putrides auxquelles sont exposés les habitants d'un tel milieu, comme le méphitisme de l'air, qui résulte de l'entassement de certaines familles dans des réduits infects, connus sous le nom de *caboulots*, la malpropreté qui règne dans ces galetas que les naturels de la Malaisie se refuseraient certainement à occuper, toutes ces conditions de l'insalubrité la plus notoire, ne constitueraient pas des causes suffisantes, pour expliquer le développement et la propagation de la maladie, à la façon dont cela s'est passé à La Mecque, à Alexandrie, à Constantinople? C'est tout simplement, on en conviendra, se fermer les yeux à la lumière.

Toujours est-il, qu'il a été constaté que c'est dans ces quartiers, que les premières attaques ont eu lieu (rue Turenne en 1865 ; rue Bernard-du-Bois en 1866), et que la maladie s'y est montrée le plus meurtrière (1).

---

(1) J'ai, en ce qui concerne la garnison, cherché à faire ressortir l'influence des effluves malsains du voisinage sur l'aile Ouest de la Caserne St-Charles, qui a fourni à elle seule près de la moitié des cas de choléra, constatés dans toute la population militaire. — M. Lisle a rendu saisissant le rapport de causalité entre l'origine du choléra à l'Asile des aliénés et les foyers d'infection des quartiers environnants. — N'est-ce pas aussi à une influence de même nature qu'il faut rapporter le développement de la maladie, presqu'à la fin de l'épidémie, chez six matelots du navire russe *Le Delphin*, qui était venu s'ancrer dans le vieux port précisément à l'embouchure de l'égout central.

Il ne se passe pas de semaine que la presse locale ne signale, à l'attention du pouvoir municipal, les graves et redoutables dangers qui résultent, pour la santé publique de l'accumulation de toutes ces causes d'insalubrité dans beaucoup de quartiers de la ville. Ce n'est pas le jour seulement, c'est surtout le soir au coucher du soleil, que je recommande de pénétrer dans ces foyers

Pourquoi dès-lors, si les conditions exceptionnelles sous le rapport de l'hygiène et de la salubrité de cette partie de la ville, expliquent facilement aussi bien la formation de foyers épidémiques que les caractères infectieux avec lesquels la maladie continue à s'y manifester, ne pas reconnaître que sa propagation par cas isolés et plus rares dans d'autres quartiers et dans les classes aisées de la population, ne s'est faite que par l'influence du génie épidémique et d'autres causes déterminantes diverses, lorsque la constitution médicale cholérique a été complètement établie ?

Ainsi seulement la question si importante du choléra me paraît devoir être envisagée par la vraie science médicale. Régler l'hygiène et la thérapeutique, d'après de simples faits très-contestables de contagion, ce n'est pas seulement la faire rétrograder, mais l'engager dans une voie dangereuse pour l'humanité.

Nous sommes encore bien loin sans doute du jour où la médecine curative sera remplacée par la prophylaxie ; mais dès maintenant, pour limiter les ravages des épidémies, sinon pour les éteindre complètement, comme pour prévenir les endémies, l'unique préoccupation de la société doit tendre à généraliser les mesures de prophylaxie locale, comme les applications de l'hygiène privée.

Les quarantaines et les lazarets ne sont pas plus de

---

pestilentiels pour reconnaître combien ces réclamations sont fondées, et combien les plaintes des habitants du voisinage sont justifiées.

Que l'on visite aussi ces *califournies,* improprement décorées du nom de cités-ouvrières dans le guide de la ville, et l'on appréciera jusqu'à quel point sont poussées l'avidité de certains logeurs et la spéculation de très-riches propriétaires..... Ma plume se refuse à en faire le tableau ; on le croirait exagéré.

notre époque que les imperméables dont s'affublaient les médecins d'un autre âge contre la peste.

En résumé, si j'ai cru devoir revenir sur les faits énoncés dans mon Mémoire sur le choléra, c'est parce que, fort de la rigoureuse et consciencieuse observation avec laquelle ils ont été notés, en indiquant, pour chacun, les sources où j'avais pu les recueillir, je ne pouvais laisser, plus longtemps, accorder de l'importance, au sein des Sociétés savantes, comme par la presse médicale (1), aux réfutations de mes contradicteurs.

La pathogénie du choléra en sera-t-elle mieux éclairée pour cela, telle n'est pas ma prétention. Mais l'honneur de la science n'en sera pas moins vengé.

J'ai appelé l'enquête de tous mes vœux, et je la réclame encore aujourd'hui de toute la force de ma conviction, qui n'en restera pas moins inébranlable. Il importe avant tout dans une question aussi grave, que l'on sache par qui et comment la vérité a été méconnue ou plutôt travestie. Car, dirai-je avec HIPPOCRATE : (voy. § 18 Περὶ εὐσχημοσύνης.)

εὐκλεᾶ γὰρ ἐόντα πᾶσιν ἀνθρώποισι διαφυλάσσεται.

ce qui est glorieux se conserve parmi les hommes.

A. DIDIOT.

---

(1) N'est-il pas en effet bien remarquable que le courant contagioniste, qui n'a pris sa source principale, à Marseille, que d'après des assertions sans valeur, ait pu néanmoins entraîner quelques organes de la presse médicale, à n'apprécier, qu'avec une très-grande partialité, les travaux plus rares de la doctrine opposée. Quand on lit par exemple, dans la *Gazette des Hôpitaux* (*n° 79, samedi 7 juillet*) l'analyse de mon mémoire sur le choléra de 1865 à Marseille, on peut croire qu'il n'a été écrit que comme une simple réponse, en contradiction, à celui de M. le docteur Seux ; tandis qu'il lui est antérieur de plus de quatre mois, et que les faits, qui en sont la base étiologique, n'ont aucun rapport avec ceux plus spécialement cliniques, observés par cet honorable confrère.

RAPPORT

SUR LE MÉMOIRE DE M. DIDIOT

le Choléra à Marseille en 1865

PAR LE Dʳ CH. GUÉS (1).

Messieurs ,

Avant d'exprimer par un vote , votre opinion sur la
délicate question de l'origine du choléra à Marseille
en 1865, permettez-moi de solliciter votre bienveillante
attention, en faveur du rapport dont j'ai à vous entretenir
sur la brochure que notre honorable confrère, M. le Dʳ
Didiot, a publiée sur cet important sujet.

Chacun de vous, dans cette enceinte, connait les idées
anticontagionistes du médecin principal de nos hôpitaux
militaires ; chacun de vous, se rappelle la sensation que
fit, à l'époque de sa publication, ce travail consciencieux
et savant, qui venait s'inscrire en opposition avec les
idées généralement admises, et que l'auteur eût le courage de soutenir et de défendre dans la presse médicale,
comme au sein des Sociétés locales.

En acceptant le difficile mandat de rapporteur, j'ai cru
devoir me dégager de tout sentiment de sympathie personnelle pour l'auteur de ce mémoire : libre de toute pression, ne prêtant l'oreille qu'à la voix de la vérité, je viens,
fort de la confiance qu'inspire une bonne cause, armé du
calme que le temps apporte avec lui dans toutes les dis-

(1) Lu devant la Commission Scientifique du Comité Médical
des Bouches-du-Rhône, dans la séance du 20 juillet 1866.

cussions , dérouler à vos yeux, sous leur véritable jour,
les faits que notre confrère expose en faveur de sa théorie.

Notre honorable collègue divise son travail en deux
parties :

La 1re, est consacrée à la climatologie de Marseille ;

La 2me, traite du choléra épidémique de notre ville, et
plus particulièrement des ravages qu'il a faits dans la
garnison.

Cette division est logique ; car, pour établir sur des
bases solides, les propositions qu'il voulait faire accepter
sur le choléra de 1865, le Dr Didiot devait porter son
attention sur la climatologie de Marseille, avant l'apparition du fléau Indien. — En dehors de ces données
précieuses fournies par la météorologie, la pression barométrique, la température, les vents, l'état hygrométrique
de l'atmosphère, sa tension électrique, la constitution
médicale, si souvent contestée ; en dehors, dis-je, de ces
renseignements exacts puisés à ces diverses sources, la
théorie de notre collègue aurait pû être prise pour un
rêve de cabinet, créé de toutes pièces, par un cerveau avide
d'innovation médicale : mais, l'honorable médecin principal de l'hôpital militaire ne procède pas en aveugle, et
par tâtonnements. — Il expose avec netteté , les qualités
normales du climat de Marseille, établit, sur l'examen
comparatif des années précédentes, la constitution médicale habituelle ; puis, frappé de certains phénomènes
insolites qui lui sont fournis par l'étude de la météorologie,
et qui signalent l'année 1865, comme revêtant un caractère spécial, il est conduit à proclamer une constitution
atmosphérique toute particulière, anomale, qu'il nomme

cholérique, et qui, pour lui, crée ce choléra épidémique dont nous avons suivi les phases, et aux regrettables effets duquel nous avons assisté comme témoins actifs.

Or *le printemps* de 1865 a été remarquable par une température plus élevée (24° en moyenne) que celle des années précédentes, par l'absence de jours de pluie (8^{mm}, 85 d'eau) de mars à juillet, par des vents d'Est et de Sud-Est très-peu intenses, par l'humidité des nuits, et une pression barométrique faible et peu variable, peut-on s'étonner de voir notre confrère formuler que l'intempérie atmosphérique qui a préparé peu à peu et à la longue la constitution cholérique, soit le résultat *d'un calme extra-ordinaire des vents, de la déviation plus ou moins pro-noncée de leur direction habituelle, d'une sérénité excep-tionnelle du ciel, et d'une sécheresse plus considérable que de coutume ?*

La statistique médicale de l'hôpital militaire lui fournit les éléments numériques propres à faire saisir les condi-tions de l'état sanitaire habituel de la garnison, au point de vue des affections dominantes et des décès. — Il établit le mouvement des maladies depuis le 1er janvier 1861, et arrive à constater et à prouver à l'aide des chiffres, que les maladies qui frappent le plus la garnison, par ordre de fréquence et de gravité, sont: les fièvres typhoïdes, les affections des organes de la respiration et de la digestion.

Tout l'édifice de sa théorie sur le choléra épidémique de 1865, se trouve reproduit en miniature dans ces mots: *Constitution médicale cholérique.*

La conclusion, qui découle de l'étude attentive et raisonnée des phénomènes météorologiques, qui s'appuie sur la climatologie de Marseille, *exclut toute idée d'importation du fléau Indien*. N'est-il pas à regretter que de savants et honorables confrères se refusent à admettre cette constitution médicale spéciale, donnant naissance au choléra, alors que pour expliquer la propagation et la généralisation de certaines affections, ils invoquent , à bon droit des constitutions médicales spéciales engendrant des épidémies catharrales , croupales , d'exanthèmes fébriles, etc. ?

La deuxième partie de la brochure de notre confrère, présente l'histoire du développement et de la marche du choléra dans la garnison. — Après avoir fait connaître l'effectif des troupes, l'état du casernement, qui est installé dans d'excellentes conditions, depuis l'occupation des nouvelles casernes, les ressources affectées aux malades dans les établissements du service hospitalier, l'auteur donne un aperçu de la marche de l'épidémie dans la population de Marseille.

Ici, le Dr Didiot établit que le choléra, dont l'existence officielle ne date, il est vrai, que du 25 juillet, régnait cependant à l'état sporadique depuis la fin du mois de mai. Il cite, à l'appui, le fait d'un grenadier du 80e de ligne, dirigé sur l'hôpital militaire le 26 mai, pour une cholérine bien caractérisée. Il relate que le 2 juin, M. Raymond constatait un cas de choléra mortel, rue Turenne, 6, et que M. Moulin observait un choléra infantilis, suivi de mort, rue Fongate. Les certificats de décès sont inscrits à l'état-civil. Notre honorable confrère M. le Dr Ménécier a cité le premier de ces cas, dans son rapport au Comité.

Mais suivons, avec l'auteur du mémoire, cette chaîne

non interrompue de faits qui ont autorisé, et qui établissent d'une manière péremptoire, la constitution médicale cholérique, à une époque antérieure à l'arrivée de la *Stella*, et du *Saïd*.

Le 4 juin, trois décès sont déclarés: les certificats libellés, portent pour le premier, *miscrere,* pour les deux autres, *entérite aigue.*

Le 5 juin, nouveau décès imputé à une *gastro-entérite aigue.*

Ne semble-t-il pas déjà qu'il se dessine une tendance à dissimuler la maladie à son origine, et à couvrir les premiers décès cholériques, d'une expression médicale qui abrite la conscience des médecins et rassure une population en éveil, prête à s'alarmer.

La succession des faits marche toujours.

Le 6 juin, un camionneur est atteint de choléra, et guérit.

Le 9 juin, il s'est confirmé qu'une femme du quartier St-Laurent est morte du choléra, bien que le libellé de la cause de sa mort ne soit pas établi sur le certificat.

Le 12 juin, notre honorable confrère, le Dr Bertulus constate un décès cholérique dans son service de l'Hôtel-Dieu.

Le 18 juin, nouveau décès, rue Basse-Périer.

Le 20 juin, nouveau décès, rue Château-Joli.

Le 29 Juin, décès à l'extrémité du cours Lieutaud.

Dans le mois de juillet, les 6, 11, 12, 17 et 21 on enregistre un certain nombre de décès cholériques et, dès le 23, époque à laquelle les médecins sont invités à libeller leur certificats, en désignant la nature de la maladie, le chiffre des décès cholériques s'élève de 1 à 4 par jour.

Dans la garnison, l'état sporadique et la constitution cholérique se manifestent de la même manière.

Les malades admis à l'hôpital militaire, ou traités dans les infirmeries, présentent les affections suivantes :

Juin	28	Diarrhées	—	13	cholérines.		
Juillet	119	»	— 39		»	3	choléras.
Août	198	»	— 57		»	22	»
Septembre	564	»	— 78		»	39	»
Octobre	160	»	— 15		»	4	»

Quelque peu élevé que soit le chiffre de la population militaire, en la comparant à celle de Marseille, on peut conclure avec notre confrère, que la marche de la maladie s'est dessinée en ville avec les mêmes allures qu'elle avait prise dans la garnison. Le tableau des décès portés à la page 51, ne permet pas de douter que le développement et l'intensité du choléra ont dû suivre les mêmes proportions, quand il est devenu épidémique. On peut avancer avec certitude qu'il en a été de même pendant la période antérieure, alors qu'il n'était que sporadique.

Sous l'influence épidémique, les premières attaques, et même les suivantes, se sont en général manifestées, chez les hommes de la garnison après des écarts de régime et les troubles digestifs qui en sont la conséquence. De plus, il est à observer, que c'est surtout dans l'aile de la caserne St-Charles, située dans le voisinage du cimetière, qui constitue un foyer d'insalubrité, bien que les inhumations ne s'y fissent plus, que l'on comptait le plus grand nombre d'affections diarrhéiques, dyssentériques, de fièvres typhoïdes avec symptômes cholériformes, et qu'il a suffi d'un changement d'installation dans l'aile opposée, pour voir cesser l'influence dûe à l'exposition.

Notre honorable confrère fait également remarquer

que le fort Saint-Jean n'a pas présenté de cas de choléra
avant le 8 septembre. Encore est-il à noter que le seul
malade, était un passager qui fut atteint, à la suite de
copieuses libations entraînant une ivresse complète. Malgré sa population considérable, et bien que les Arabes
accusés d'avoir importé le choléra à Marseille, y soient
restés du 12 au 15 juin, avant leur embarquement pour
leurs provinces respectives d'Algérie, aucun autre cas ne
s'est manifesté dans ce fort.

Nous pouvons donc résumer le remarquable travail de
notre honorable confrère sous quelques propositions, à
savoir :

Que le choléra de 1865, à Marseille, a été la conséquence fatale de la constitution atmosphérique antérieure
à son apparition ; que sa propagation à été favorisée par
l'insalubrité des lieux, des habitations, et par l'infraction
des lois d'une sage hygiène : enfin, que l'importation
d'Egypte est étrangère à l'épidémie que nous avons
traversée.

Ces faits, avancés par un confrère justement apprécié
pour la droiture de ses principes, par l'honorabilité de son
caractère, par sa science et la conscience scrupuleuse et
sévère qu'il a apportée dans ses recherches, sont de nature
à être pris en sérieuse et haute considération. — Vous me
permettrez de dire que M. le Dr Didiot, étranger en
quelque sorte à notre ville, dégagé de toute influence
locale, que l'on subit souvent, convenez-en avec moi, sans
y croire, et à son insu, est arrivé aux conclusions que
j'ai eu l'honneur de vous soumettre, sans y être poussé
par un sentiment d'amour-propre, ou dans la pensée de
fixer sur son nom l'attention de l'autorité militaire, ou

celle du public. Quand le vent a soufflé à l'importation et que le mot d'ordre, parti des masses populaires, l'a laissé presque seul sur le champ de bataille, il a défendu, avec une modération de langage et une puissance d'argumentation, dont il nous permettra de le remercier et de le féliciter, ses principes et ses convictions, qui sont aussi les nôtres.

Quelle que soit la décision qui doit sortir de votre vote, et je m'incline, le premier, devant l'autorité des conclusions que vous donnerez, veuillez croire que les sentiments de bonne, de cordiale et franche confraternité, ne recevront pas le contre-coup de la dissidence de nos opinions.

S'il est une enceinte, où la liberté de pensée soit sans limites, en même temps qu'elle est respectée, c'est, sans contredit, dans celle qui abrite et réunit tous les membres de notre grande famille médicale, qui s'estiment également tous, et qui cherchent, à l'envie, avec une ardeur que l'on ne saurait trop louer, les progrès de la science dans ses grandes et nobles applications à la conservation et au bien être de leurs semblables.

Or, telle est l'inscription qui pourrait couronner la porte de cette enceinte : liberté de pensée, confraternité franche, estime réciproque.

En faut-il davantage, pour assurer à notre honorable confrère toute notre sympathie ?

Je crois être autorisé à la lui exprimer au nom de la Commission Scientifique, et je me rends l'interprète de ses sentiments, en le priant d'agréer l'expression de notre gratitude, pour les recherches qu'il a faites dans le but d'éclairer certains points d'une question qui n'a perdu, par le temps, ni de son intérêt, ni de son actualité.

NOTE COMPLÉMENTAIRE.

C'est un usage de notre iustice, d'en
condamner aulcuns pour l'advertissement
des aultres. De les condamner parce
qu'ils ont failly, ce serait bestice comme
dict Platon, car ce qui est faict ne peult
se desfaire; mais c'est à fin qu'ils ne
faillent plus de mesme, ou qu'on fuye
l'exemple de leur faulte : on ne corrige
pas celuy qu'on pend : on corrige les
aultres par luy.

MONTAIGNE (T. IV, Chap. VIII.)

En présence des faits que nous venons de relater, et qui sont
basés sur une observation aussi éclairée que scrupuleuse, ne
sommes-nous pas autorisé à repousser l'idée de l'importation par
les provenances d'Alexandrie et d'Egypte, et à considérer cette
cause comme étrangère à notre choléra de Marseille, en 1865?

Les considérations qui vont suivre, sont spéciales à notre épidémie; nous n'avons pas l'intention de les appliquer d'une manière
générale à celles qui, depuis la grande invasion de 1832, se sont
successivement montrées en France. Nos idées subiraient probablement quelques modifications, si nous étions appelé à nous
prononcer sur les choléras qui, pour la septième fois, sont venus
jeter le deuil dans nos populations. C'est donc uniquement sur
l'épidémie de l'année dernière à Marseille, que nous désirons
fixer, un moment, l'attention de nos lecteurs bénévoles.

Nous avons été péniblement surpris de voir surgir de la capitale,
un spirituel et savant écrivain, venir s'emparer d'une circonstance
fortuite, la coïncidence de l'arrivée dans nos ports, de la *Stella*
et de ses hadjis en haillons, pour proclamer l'importation du
fléau Indien, par ces malheureux pèlerins errants sur nos quais.

Nous laissons à d'autres la mission de prouver que, c'est la
grande affluence de Pèlerins auprès de la chapelle du Marchand-
Prophète, qui a importé le choléra à Alexandrie, qui, à son tour,
a créé sur nos côtes des foyers épidémiques, par l'intermédiaire
des nombreux steamers arrivant dans nos ports.

S'il en était ainsi, pourquoi ces fervents sectateurs de Mahomet, qui viennent religieusement, en grand nombre, toutes les années, des bords de l'Océan Indien, et du fond du Golfe Persique saluer la riche mosquée de la Mecque, ou prier à Médina, la ville aux palmiers, sur le tombeau en cône pierreux du Prophète, n'ont-ils pas, après leurs innombrables hécatombes, immolées au foyer de la misère, d'une agglomération puante et infecte, importé annuellement le fléau qui voyage avec eux?

Depuis longues années, cependant, les communications entre Marseille et l'Egypte sont fréquentes et nombreuses. Ce ne sont pas les moyens de transport ou de transmission qui ont manqué à l'endémie de l'Inde, pour nous arriver par ces voies faciles et promptes.

Ce qui lui a fait défaut, c'est le ciel, avec ses perturbations anomales, ses phénomènes insolites, sa température embrasée ou humide pendant de longs mois; car, avec sa participation, il y aurait lieu de craindre que ses visites ne fussent plus multipliées, et que nous n'eussions la triste perspective de nous trouver souvent face à face avec sa hideuse physionomie, depuis sa naturalisation en Europe, et les droits de cité qu'il a malheureusement conquis, dans la France Méridionale, dès l'année 1835.

Nous regrettons vivement, que, cédant à un premier mouvement d'entraînement peu réfléchi, l'opinion publique ait fait peser sur l'importation seule, la lourde responsabilité des malheurs qui ont frappé notre ville, au lieu de rechercher les véritables causes de ces calamités; et qu'elle ait accepté sans contrôle, une opinion qui, avec des apparences de vérité, devait crouler devant des observations dégagées de toute présomption.

Nous reconnaissons la puissance d'une idée devenue populaire, parce qu'elle caresse l'instinct des masses, et soutient ses premières croyances. Nous n'ignorons pas le prestige qui entoure un tribun populaire, qui a pour piédestal ce même peuple, qu'il adule et qu'il flatte : Mais, quelque soit le triomphe sur lequel il compte, même, avant la victoire, nous avons le courage de lui dire notre opinion, parce qu'elle puise sa force dans les convictions les plus désintéressées.

L'idée de l'importation cholérique à Marseille, par les navires venus d'Alexandrie, a été lente à s'établir. Malgré certains articles de journaux, dûs à des plumes habiles, qui fesaient autorité par le nom de leur auteur, ce n'est, qu'au jour où M. Grimaud (de Caux), après une enquête effectuée au milieu d'une préoccupation autre que celle du choléra, trancha hardiment la question, en assurant que les passagers de la *Stella* avaient introduit cet importun visiteur dans notre commerçante cité, que cette opinion, séduisante par sa simplicité, trouva des adhérents. Les causeries dont elle fesait l'unique sujet, la généralisèrent : telle fut l'origine du succès de l'importation. (1)

Acceptons le fait de la *Stella* qui mouillait dans nos ports, le 11 juin avec patente nette, ainsi que les inculpations qui pèsent sur le *Bysantin*, la *Marie-Louise*, la *Syria*, le *Volga*, le *Saïd*, accusés, tous, du crime de l'importation cholérique.

Le 2 juin, on avait déjà constaté un décès cholérique, et, sans tenir compte des certificats libellés, cholérine, miserere, entérite aïgue, qui semblent vouloir déguiser, quoique imparfaitement, une maladie dont on hésite encore à prononcer le véritable nom, nous retrouvons de nouveaux cas, suivis de mort, les 6, 9 et 12 juin.

D'où nous venaient ces premières atteintes du mal Indien ? A qui peut-on les imputer ? Les navires, receleurs, sans complicité du miasme cholérique, voguaient paisiblement à pleine voile vers nos côtes, sans prévoir l'accueil peu favorable qui les recevrait au port.

Si, à cette époque, il est impossible d'attribuer aux provenances des pays contaminés, le début de la maladie, n'est-on pas autorisé à en rechercher la cause à ses véritables sources, l'état météorologique, dans l'exaltation de la température, non pas, dans cette chaleur séche qui embrase l'air, mais au foyer de cette chaleur ardente, entrecoupée par le froid humide de l'atmosphère, le

---

(1) Voir dans *les Mondes* (n° *du* 28 *juin* 1866) une Justification, par l'abbé Moigno, à l'adresse de M. de Grimaud de Caux.

matin et le soir, qui donne naissance au choléra sporadique annuel, dans les provinces méridionales, aux environs de la mer, des marais, et des étangs.

Mais, négligeons, pour un moment, les cas de choléra bien caractérisés, qui militent en faveur de la cause que nous défendons, et admettons, avec le savant promoteur de l'opinion contagioniste, que la *Stella*, le *Saïd*, aient importé l'épidémie d'Alexandrie et d'Egypte : Nous nous permettrons de lui demander, pourquoi le choléra, si facilement contagieux, a mis si longtemps à se manifester comme épidémie, puisque du 11 juin, jour d'arrivée de la *Stella*, au 31 juillet, nous n'enregistrons que 28 décès cholériques, bien que 49 paquebots soient entrés dans le bassin de la Joliette, ramenant d'Alexandrie 4,020 personnes, dont 2,293 passagers? (1).

Nous n'acceptons pas la date du 23 juillet, pour celle de l'apparition officielle du choléra épidémique — 1 décès — à moins de créer une définition de l'épidémie autre que celle qui lui appartient.

Si l'épidémie est une affection populaire, extraordinaire, qui tend incessamment à se propager et à se généraliser, qui revêt un caractère spécial de gravité, en même temps que, les phénomènes qui la signalent, empruntent une physionomie insolite toute particulière, nous demanderons si un décès cholérique enregistré le 23 juillet, et 4 à 5 constatés de cette date aux premiers jours du mois d'août, constituent pour une population de trois cents mille âmes, l'éclosion d'une épidémie?

Comment expliquer que 4,020 personnes, passagers ou équipages, venues des pays contaminés, jetées dans toutes les directions de la ville, aient noué des relations avec les habitants et n'aient fourni, du 11 juin au 31 juillet que 28 victimes au choléra? C'est que le terrain à l'épidémie n'était pas encore assez préparé. Or la seule explication vraie et logique à donner, est que le choléra de 1865 à Marseille, n'est que la transformation épidémique de notre choléra sporadique survenue dans le courant du mois d'août sous des influences météorologiques anomales et dont les premiers cas remontent à la fin du mois de mai.

_____

(1) *Bulletin des travaux de la société impériale de médecine* de Marseille 1865, p. 171, Rapport de la Commission.

Cette proposition, qui, à priori, peut paraître hasardée, n'a rien d'étrange ni de surprenant. Ne voit-on pas tous les jours, les maladies annuelles qui sont soumises à la succession des saisons, qui en signalent la venue, en règlent la marche, en limitent le règne, surgir inopinément comme maladies populaires, et revêtir tous les caractères des épidémies ?

Si notre choléra eût été importé, il n'eût pas exigé une longue incubation pour signaler ses ravages. Il a fallu que la température, les vents, la pression atmosphérique, élaborassent lentement une constitution médicale cholérique, pour nous le montrer sur le champ de bataille qu'il s'était choisi avec les caractères d'une épidémie franche. Ainsi, les affections catarrhales, la grippe, les éruptions fébriles, dont l'apparition est étroitement unie aux variations et aux vicissistudes atmosphériques, ne se couvrent-elles pas du manteau épidémique pour se propager et répandre la terreur et la mort ?

La banlieue de Marseille ne nous a-t-elle pas fait assister à une de ces métamorphoses d'une maladie annuelle en véritable épidémie ? La variole maligne qui a régné au village de Saint-Marcel, et dont la gravité a un moment ému l'administration supérieure, et provoqué, sous l'inspiration du médecin des épidémies, les sages mesures qui ont arrêté son expansion, n'est-elle pas venue confirmer notre proposition et l'appuyer de l'autorité qu'elle puisait dans le nombre de ses victimes ? D'autres maladies locales : les angines, les dyssenteries, et la classe nombreuse des pyrexies ne sont-elles pas susceptibles de ce changement ?

Les maladies endémiques, quels que soient les noms qu'elles portent, sans distinction du lieu de leurs exploits, qu'elles soient parquées dans l'Archipel du Mexique comme la fièvre jaune, dans la basse Égypte, comme la peste, limitée à quelques plages de l'Inde, comme le choléra, ou l'apanage des côtes marécageuses comme les fièvres intermittentes ; toutes ces endémies qui, à des époques régulières se montrent tous les ans dans ces pays déshérités, ne quittent-elles pas leurs foyers pour se répandre avec une gravité insolite en prenant les caractères des épidémies ?

Or, si certaines maladies annuelles, si des endémies permanentes, fièvres intermittentes des lieux marécageux, dyssenteries des Indes Orientales, fièvre jaune des Antilles, choléra des bords du Gange , qui régnent à demeure sur la contrée où elles naissent par un concours de causes locales permanentes, action du climat, du sol, effet du régime, des mœurs, des coutumes religieuses, jouissent de la faculté contre nature de quitter l'enceinte de leur théâtre pour se transformer en épidémies, pourquoi nous étonner de la métamorphose de notre choléra sporadique en épidémique, alors que tant de causes ont concouru à produire et favoriser ce fâcheux et regrettable accident ?

Qui ne sait, qu'antérieurement comme depuis la grande invasion cholérique qui, en mars 1832 nous arriva de Londres et fondit subitement sur Paris, il existe tous les ans, et surtout dans les mois de juillet, d'août, de septembre, une affection cholérique sporadique qui frappe avec violence, les victimes dont le nombre se mesure à certaines conditions atmosphériques particulières, et à une aptitude spéciale des individus atteints : que ces cas passent inaperçus parce qu'il ne se fait autour de leur apparition et des tombes qui les cachent, ni bruit ni retentissement ?

Qui ignore, que sous notre zône, les maladies de l'été accusent, en raison de la température élevée et soutenue que nous subissons, une altération profonde de l'appareil assimilateur et une lésion spécifique comparable des forces ?

Peut-on mettre en doute la perturbation des fonctions gastrohépatiques qui tend incessamment à retentir sur ses produits, et à les modifier ?

Est-on autorisé à nier le tumulte qui se fait dans les fonctions nerveuses ?

Si l'on admet cet état particulier qui touche de près à un véritable état pathologique dont nous sommes redevables à l'été, on est conduit tout naturellement, par l'étude des influences qui dominent cette saison, à se rendre compte de la nature des maladies qui la caractérisent, et la désignent d'une manière toute particulière.

Or, nous avons, d'une part, une température élevée, soutenue pendant plusieurs mois à un degré fatigant pour nos organes , qui excite, outre mesure, le système nerveux si facile à être ébranlé, et dont les secousses poussent à l'épuisement des forces, en entraînant dans ce désordre, l'appareil digestif.

D'autre part, nous avons à lutter contre cette tendance fâcheuse, de céder au dégoût de l'estomac pour toute nourriture tonique, reconfortante, alibile, et contre notre faiblesse à nous abandonner au caprice du goût, qui, dans ses instincts dépravés qu'il consulte seuls, dans ces moments, pousse à une alimentation débilitante qui mène fatalement à l'affaiblissement radical des fonctions assimilatrices et à l'annulation souvent complète et toujours regrettable des fonctions digestives. Si nous ajoutons l'entrainement irrésistible d'étancher par des boissons aqueuses, une soif que rien ne satisfait, qui réclame dans ses besoins impérieux, despotiques, incessants, des breuvages variés qui conduisent, et c'est le moindre accident, à la perte complète de l'appetit, qu'on s'efforce alors, mais trop tard, de reveiller par tous les condiments que nos voisins d'Outre-Manche, ont introduit sur nos tables.

Si nous complétons ce tableau par l'aveu de notre faiblesse ou de notre impuissance à nous livrer aux travaux de l'esprit, et, par reconnaître la facilité avec laquelle les plus légères fatigues intellectuelles ou physiques amènent une énervation longue et pénible, nous aurons la solution claire, évidente, réelle, des maladies de cette saison.

Voilà pourquoi le catalogue des maladies estivales inscrit par ordre de succession, les gastrites, les gastro-entérites, les hépatites, les diarrhées, les dyssenteries et le choléra ; choléra, dont l'apparition est aussi régulière, dans les mois de juillet, d'août, de septembre, comme affection sporadique, que les fièvres intermittentes, les hémorrhagies, les névroses, dûes à la révolution equinoxiale , et la tribu des irritations locales : rhumes, bronchites, rhumatismes, le sont au printemps, et dont les causes se retrouvent dans les vicissitudes atmosphériques, dans la surexcitation générale qui se lie à cette saison : aussi fréquente, que les fièvres quartes, les fièvres remittentes, les angines, les pneumonies les sciatiques, les rhumatismes articulaires, le sont en automne : aussi exactes à se montrer, que les maladies des organes paren- chymateux, celles de l'appareil circulatoire, du système respira- toire, le sont en hiver.

Puisqu'il est reconnu et admis que le choléra sporadique, est, avant comme depuis l'année 1832, l'importun et fidèle visiteur du Midi de la France, durant la saison d'été, pourquoi s'étonner de le voir accidentellement se transformer en épidémie, et revêtir les caractères qui révèlent une maladie populaire ?

Cette métamorphose s'élabore dans certaines conditions parti- culières de chaleur, d'humidité, d'influences météorologiques diverses, toujours insolites, au foyer de l'insalubrité, dans une agglomération exagérée d'individus, pour éclore, à un moment donné, et se répandre dans l'espace en couvrant de sa fatale influence, une étendue qui se mesure à ces mêmes conditions atmosphériques, à la constitution médicale dominante, et aux dispositions de l'organisme.

Dans nos convictions, nous n'hésitons pas à croire que Marseille a présenté en 1865, au choléra sporadique, les conditions qui devaient favoriser son développement comme épidémie.

Les savantes observations faites par notre honorable confrère, le Dr Didiot, sont venues confirmer et corroborer celles qui nous étaient personnelles.

L'importation cholérique par les provenances des pays contami- nés, nous parait étrangère à l'épidémie de Marseille.

Par égard pour l'honorabilité des noms qui ont figuré dans la polémique qu'à fait surgir cette délicate question, nous nous abs- tiendrons de toute réflexion.

Nous demanderons, toutefois, à ceux qui nient l'influence mé- téorologique, d'expliquer pourquoi Solliés-du-Var, s'endormant dans le calme d'une sécurité parfaite, s'éveille, au lendemain d'un violent orage, au milieu des terreurs que lui inspirent les soixante victimes que l'épidémie cholérique frappe subitement.

Nous prierons aussi, les plus ardents partisans de l'importa- tion, de dire comment la ville d'Hyères a échappé à cette influence, malgré les douze cents immigrants, qui sont sortis à la hâte, le trouble dans l'esprit, la crainte dans le cœur, de la Seyne, de Toulon, de Solliès, décimés par la maladie, pour demander à cette riante et fraîche cité, un asile, et l'espérance d'un lendemain.

Pourquoi, enfin, la capitale de nos possessions d'Afrique, qui a accueilli la plus grande majorité de ces mêmes pélerins, qu'on a été heureux de rencontrer, pour les accuser d'avoir introduit dans leurs turbans et leurs burnous, le choléra à Marseille, a-t-elle résisté, pendant plus de trois mois, aux regrettables effets de l'importation ?

Le choléra de 1866 ne pourrait-il pas nous apprendre que les germes encore *vivaces* de l'épidémie dernière, qui ont résisté à l'hiver, viennent d'être fécondés, pour éclore sous l'influence de la saison d'été ?

En effet, il nous suffira de rappeler, que, dès son apparition, signalée par de rares décès isolés, le choléra, en peu de jours, arrivait à frapper de mort plus de vingt victimes en vingt-quatre heures, pour disparaître en quelque sorte devant un changement brusque et subit de température qui s'abaissait sensiblement sous le souffle d'un vent de N.-O., survenu après une pluie d'orage (1).

---

(1) Nous devons à l'obligeance de M. Joseph Mathieu, publiciste distingué, statisticien aussi consciencieux que savant, un tableau comparatif de la marche et du développement du choléra à Marseille, en 1865 et en 1866.

Nos lecteurs nous sauront gré, nous osons l'espérer, de cette communication intéressante, dont M. Mathieu à bien voulu nous donner les prémices.

DÉCÈS CHOLÉRIQUES.

ANNÉE 1865.		ANNÉE 1866.	
15 au 21 juillet.............	121 —	1re semaine............	20
22 au 28 id.	121 —	2e »	 45
29 au 4 août	116 —	3e »	 49
5 au 11 id.	72 —	4e »	 102
12 au 18 id.	43 —	5e »	 167
....		6e »	 201
....		7e »	 241
....		8e »	 308
....		9e »	 282
....		10e »	 186

Libre à chacun de ne voir dans ce fait qu'une simple coïncidence. Pour nous, nous y trouverons, une fois de plus, la preuve irrécusable de l'influence météorologique sur les maladies.

S'il fallait, pour expliquer le développement des épidémies, recourir sans cesse, à l'importation et à la contagion, on aurait de grands efforts d'imagination à faire pour rendre compte du travail de propagation occulte et tacite qu'a dû entreprendre le choléra qui vient d'éclater à Constantinople, pour y apparaître, succédant à un état sanitaire des plus satisfaisants, sans l'intervention de caravanes cholérisées, et malgré les sévères mesures quarantainaires qui ont été mises à exécution.

Si le choléra actuel n'émeut pas notre laborieuse population et ne paralyse pas le mouvement des affaires, c'est que les cas sont peu nombreux et qu'il y a lieu d'espérer et de croire qu'il ne rencontrera pas, dans les conditions atmosphériques et dans l'état météorologique, les éléments nécessaires à son développement comme épidémie.

Contrairement à l'année dernière, nous n'avons pas, grâce à une certaine variabilité dans le temps, acquis cette aptitude spéciale qui nous fait recevoir les impressions de la saison d'été. Notre sensibilité n'est pas montée au ton élevé des qualités atmosphériques ordinaires aux mois de juillet et d'août. On est autorisé à admettre, qu'avec la longueur des nuits, leur fraîcheur, la présence des vents, qui viendront atténuer la chaleur de la journée, nous n'aurons pas à ouvrir pour 1866 un long et triste nécrologe comme en 1865.

C'est à la saison actuelle que nous devons cette bonne fortune : les Pélerins de la *Stella* et du Fort St-Jean n'ont plus de rôle a jouer.

Aux maîtres de la science de prononcer après une enquête sérieuse, un examen consciencieux et impartial.

Doctores certant, et ad huc sub judice lis est.

Dr Ch. Guès.

Nous empruntons à un article de M. J. Mathieu, que nous aimons à citer, quand il s'agit de renseignements statistiques, qui a pour titre : — *Résistance morale au choléra* — la réfutation d'un bruit qui s'était accrédité dans le public, et dont les conséquences étaient des plus fâcheuses, à savoir qu'il s'était produit dans un très grand nombre de maisons, des cas multiples de choléra. Voyons la confiance qu'il faut accorder à ces bruits ; laissons parler l'honorable statisticien.

« Ce qui nous a souvent frappé dans les recherches statistiques que nous avons faites à ce sujet, c'est la quantité de maisons et même de rues où il ne s'est produit aucun décès cholériques pendant les diverses épidémies, y comprises les plus meurtrières, que nous avons eu à traverser.

« Pour résumer nos observations, nous nous contenterons de placer sous les yeux de nos lecteurs le résultat de nos recherches pour ce qui concerne seulement les épidémies de 1835 et de 1865.

« En 1835 la ville de Marseille comprenait 520 rues, places publiques ou promenades et environ 15,000 maisons, et pourtant il n'a été constaté de décès cholériques que dans 397 rues et 1,662 maisons seulement. Il y a eu donc 123 rues et 13,328 maisons où il n'y a pas eu de personnes mortellement atteintes du choléra. On sait que le chiffre des décès pendant la seconde invasion de 1835 s'est élevé à 2,255.

« En 1865 sur 620 rues, 301 seulement ont fourni des victimes. Il en est donc 319 qui ont joui d'une immunité parfaite.

« Nous devons ajouter qu'en 1865 sur 30,000 maisons environ qui existent dans la commune de Marseille, des décès cholériques n'ont été constatés que dans 1515 maisons.

« Il reste maintenant à vider la question du nombre des maisons où des décès répétés se manifestent en temps d'épidémie. Par le velevé que nous allons donner ci-dessous, on pourra se convaincre que les mesures d'hygiène et d'assainissement ont puissamment contribué depuis 1835 à en diminuer le nombre dans une proportion considérable, à chaque apparition du choléra dans nos murs.

« Des décès répétés ont eu lieu :

En 1835 dans 393 maisons.
» 1849 » 175 »
» 1854 » 132 »
» 1865 » 64 »

« Il est même à remarquer que dans les 64 maisons où il y a eu des décès répétés en 1865, 48 ne comptent que deux décès ; 11 où on en a constaté 3 ; 5 où il y en a eu 4 et une seule qui figure pour 7, rue Turenne, n° 6 (1).

« Les chiffres que nous venons de livrer à la publicité sont certainement de nature à détruire bien des opinions erronées sur l'étendue des ravages du choléra, malheureusement toujours trop grands, mais que la peur ne manque jamais d'exagérer.

« On peut considérer le fait de la diminution constante du nombre des maisons où des décès cholériques se sont produits, comme la preuve qu'on se garantit mieux aujourd'hui du choléra et que ses effets funestes peuvent être efficacement combattus par des mesures préventives.

« Nous avons la conviction intime, que si toutes les administrations des grands centres où le choléra a déjà sévi plusieurs fois, portaient leur attention sur le fait important que nous venons de signaler, elles pourraient aisément avec le concours de tous les citoyens dévoués et intelligents, combattre le mal dès son apparition et en circonscrire de plus en plus les ravages. »

---

(1) C'est dans cette maison que M. le Dr Didiot a, le premier, signalé l'origine du choléra (le 2 juin).

RAPPORT

SUR LES MÉMOIRES DE MM. LES Drs A. JOBERT ET E. LISLE

RELATIFS AU CHOLÉRA ÉPIDÉMIQUE DE 1865 A MARSEILLE (1).

par le Dr P. A. DIDIOT.

MESSIEURS,

Deux honorables confrères, MM. les Drs A. Jobert et E. Lisle, tout récemment admis membres de notre Société, vous ont fait hommage de leurs travaux relatifs à la dernière épidémie cholérique, et j'ai accepté la mission de vous en rendre compte.

I. — La brochure de M. A. Jobert, médecin sanitaire, est intitulée : NOTICE SUR L'ÉPIDÉMIE CHOLÉRIQUE DE 1865 ; contenant 1° *la pathogénie du choléra ; 2° le tableau météorologique du déclin de l'épidémie à Marseille, avec une carte de la marche générale de la maladie concentrée dans le bassin de la Méditerranée.*

Le titre de ce mémoire, Messieurs, en indique déjà l'importance, et si le rapport que je vais en faire, ne peut justifier à vos yeux, le regret que j'éprouve, qu'il ne soit pas échu à un membre beaucoup plus autorisé que moi, il n'en témoignera pas moins, je l'espère, la satisfaction que j'ai ressentie, en ne déclinant point cette tâche

(1) Lu devant la Commission scientifique du Comité Médical des Bouches-du-Rhône, dans la séance du 27 juillet 1866.

honorable et délicate, parce qu'elle devenait pour moi une occasion toute naturelle de pouvoir appuyer, encore plus affirmativement que jamais, devant le corps médical tout entier, mes visées particulières sur l'épidémie de 1865, de faits plus nombreux d'observation sur lesquels est basé le mémoire de notre laborieux collègue.

Toute sa doctrine, en effet, repose comme la mienne, sur la météorologie.

« On ne saurait, déclare-t-il, en commençant, laisser la question du choléra épidémique en dehors de la physique du globe. Il faut une base météorologique aux observations.

« En laissant de côté le milieu qui nous fait vivre et dont la constitution, ne peut être modifiée sans nous porter une atteinte grave, les faits n'ont qu'une signification incomplète.

« On parle d'un miasme dans le choléra. Je ne le nie pas; mais comme il échappe primitivement à l'expérience, on interroge tout ce qui nous entoure : ciel, terre, mer ; et l'on n'est pas peu surpris de trouver dans l'observation des phénomènes naturels, les circonstances qui peuvent rendre compte des maladies épidémiques, comme dans un autre ordre d'idées, elles rendent compte des maladies sporadiques. »

Un tel préambule indique la voie rationnelle que nous n'aurions jamais dû oublier.

Déjà Hippocrate avait dit : « Si quelqu'un regardait ces recherches comme des rêveries, pour peu qu'il veuille abandonner ses préjugés, il sera convaincu que les connaissances météorologiques sont d'un grand secours à la médecine. » *(Traité des airs, des eaux et des lieux.)*

Or, les principes fondamentaux que ce puissant génie a posés en cette matière, sont encore vrais de nos jours. Sans doute, il faut le reconnaître, la science météorologique proprement dite, a fait peu de progrès depuis le temps où vivait le père de la médecine et elle laisse encore trop à désirer pour donner des inductions toujours légitimes. Mais la météorologie sanitaire n'en est pas moins constituée ; elle peut être établie par le rapport des constitutions médicales et épidémiques aux constitutions atmosphériques.

Toutes les recherches de M. Jobert reposent d'ailleurs sur les assises de la science moderne. Voyons donc comment ce profond observateur a su en faire l'application pour expliquer la pathogénie du fléau, sa marche et les progrès de son déclin.

« Si on peut comparer, dit-il, les continents à une vaste chaudière dont l'eau est chauffée par le foyer solaire, les degrés de la déclinaison sur l'écliptique indiquent la température de l'appareil. L'écliptique est ainsi le thermomètre de notre milieu.

« Mais l'atmosphère est l'état gazeux qui s'élève au dessus des solides et des liquides du globe, et les modifications que le foyer de chaleur imprime à ce fluide , constituent presque toute la météorologie. La déclinaison solaire en est la loi fondamentale, comme l'attraction est celle du monde entier.

« Depuis 1862, dans tout le Levant, une sécheresse excessive, de forts tremblements de terre à travers l'Egypte, la Syrie, la Caramanie, Rhodes, Constantinople,

Malte, Corfou ; l'atmosphère bouleversée en raison des ébranlements terrestres, des inondations sur les continents, une vaste épizootie, un très grand nombre de *cholérines* assez graves pour faire craindre l'invasion du choléra ; tels sont les faits qui indiquaient déjà de grandes perturbations cosmiques dans le bassin de la Méditerranée. Comme dans toute maladie, on note toujours, s'il est possible, les antécédents qui semblent éclairer l'étiologie morbide, ceux que je viens d'énumérer s'appliqueraient-ils à l'épidémie cholérique de 1865. »

De plus des expériences certaines avec le papier ioduré apprennent que l'air devient vital par l'agitation de l'atmosphère, et l'on sait tout le danger qui résulte de l'entassement des individus dans un air confiné.

Or si, comme en 1865, survient une perturbation atmosphérique , un relâchement des grands courants aériens, la stagnation de l'air est presque toujours mortelle. C'est dans les villes surtout, dans les basses localités, que le séjour est pernicieux. Aussi les calmes de l'équateur subissant l'action de la déclinaison solaire sont-ils fort à craindre. « Si au lieu d'une aération saine, l'atmosphère reste calme, l'air non renouvelé présente : 1° une chaleur anormale sinon excessive ; 2° une accumulation de principes morbifères, comme si on chauffait très longtemps un liquide où se concentreraient toutes sortes de détritus malsains. C'est en grand ce qui se passerait si l'eau des mers n'était pas remuée, modifiée par les vents et par les courants, elle croupirait et répandrait les plus funestes exhalaisons. »

Les marais sont un exemple à l'appui de la manière de

voir de M. Jobert. On sait combien leur voisinage est funeste. Le choléra, la variole, les fièvres typhoïdes, le typhus, n'ont-ils pas en quelque sorte la même origine que la fièvre pernicieuse. N'y a-t-il pas aussi dans ces maladies un principe asphyxique.

Le calme de l'atmosphère est plus nuisible encore que le calme des eaux dormantes. L'air vicié devient confiné sur toute l'étendue où le calme existe ; il y a asphyxie et asphyxie lente. C'est ce qui se produit dans les cas de choléra et de fièvre jaune, qui sous le rapport météorologique et comme phénomène asphyxique a beaucoup d'analogie avec le choléra.

Quel que soit l'élément toxique qui les constitue, le fait morbide est suscité par les calmes équatoriaux, dont l'étendue varie sans doute avec certains grands mouvements cosmiques pour être généralisés sur le globe et y déterminer des phénomènes analogues à ceux qu'ils produisent sous la ligne.

D'après cela, les conditions pathogéniques du choléra celles qui sont le plus directement observables, se réduiraient dans l'état actuel de la science : « à la constitution allotropique de l'air, à la température, à la saturation de ce fluide par la vapeur d'eau, aux prédispositions nées des idiosyncrasies et de l'agglomération des individus ; conditions qui auraient leur déterminisme dans une infection miasmatique et asphyxique *sui generis*. »

Or ces conditions si bien formulées par M. Jobert, me sera-t-il permis de le rappeler ici, je les avais déjà entrevues en 1861 en Cochinchine, lors d'une petite épidémie

de choléra, dont j'ai fait la relation (1) et je les ai de nouveau signalées dans mon mémoire (2) comme ayant
existé non seulement pendant la période antérieure à
l'invasion de l'épidémie de 1865, mais encore pendant
sa période d'augment. J'ai fait remarquer comme mon
savant confrère, que l'énergie atmosphérique avait fait
défaut, que les calmes avaient régné, par conséquent, et
que le déclin de l'épidémie de Marseille, ne s'est effectué
qu'avec le retour des vents à des degrés variables en
octobre, et avec la disparition des brumes constatées si
souvent pendant la période de développement de l'épidémie.

M. Jobert, qui a étendu ses observations à tout le bassin de la Méditerranée, les a notées depuis l'équinoxe du
printemps jusqu'à celui d'automne, pour tous les points
infectés, et si beaucoup de points intermédiaires, ajoute-
t-il, ont été préservés, ou n'ont présenté que des cas
sporadiques, c'est à des courants aériens, à des brises
régnantes qu'ils doivent cette immunité relative. C'est
ainsi que les villes du littoral du golfe du Lion sont restées
à peu près indemnes au N.-O. de ce golfe, à Cette, Agde,
etc. Tels sont les faits qu'il ne faut pas perdre de vue en
épidémiologie.

L'alternance des faibles brises de S.-E. et S.-O. pendant
toute la durée de l'épidémie fait comprendre comment
tel pays a été infecté après tel autre par les calmes pro-
longés qui marquèrent l'intermittence de ces brises.

---

(1) Relation médico-chirurgicale de l'expédition de Cochinchine
en 1861-62.

(2) Le choléra à Marseille en 1865.

Tous les renseignements de M. Jobert sont conformes à ces données, et nous avons eu l'occasion d'en reconnaître l'exactitude pour Marseille.

De très faibles brises d'Est et d'Ouest, avec leurs obliques Sud, y ont presque seules existé pendant l'été, si bien que les courants opposés s'y sont à peine fait sentir. On eût dit que les efforts très limités de N.-E. et de N.-O. retenaient l'Est et le Sud-Est, l'Ouest et le Sud-Ouest: de là les calmes généraux qui ont vicié l'atmosphère maritime et terrestre.

Seulement les pays qui, sur le théâtre même de l'épidémie, se sont trouvés au vent des brises régnantes, ont été préservés de la maladie. Ce n'est que quand les courants salutaires furent détournés de quelques uns d'entre eux que le choléra parût là où il ne s'était pas montré d'abord.

Des observations, répétées avec le papier météorologique ou ioduré, ont permis à M. Jobert de rapporter aux mêmes causes les différences relatives de l'air vital dans certains quartiers de Marseille, et d'expliquer comment le côté d'une rue se prend pendant que l'autre côté reste indemne.

L'idée de contagion s'évanouit donc devant de semblables expériences, et dans l'espèce, l'infection seule propage la maladie, et là encore où l'encombrement est plus ou moins considérable. M. Jobert en rappelle des exemples frappants pour Gibraltar et Mustapha, près d'Alger.

L'infection s'effectue par l'insalubrité du milieu atmosphérique où l'on se trouve. N'avons nous pas rendu évidente l'influence des émanations insalubres du cimetière St-Charles et des quartiers environnants sur l'aile la plus voisine de la caserne de ce nom, cessant par un changement d'installation dans l'autre aile inhabitée.

Si d'ailleurs, comme le fait encore judicieusement remarquer M. Jobert, les navires avaient servi de véhicule au choléra, les équipages en cours de voyage au-auraient au moins présenté quelques morts ; et en désespoir de cause, on invoque la contamination des marchandises apportées du Levant à Marseille, mais peut-on dire qu'aucun des ouvriers des Docks ait été victime du maniement des colis.

L'évolution du choléra dans le nord pendant les mois de septembre à décembre 1865 et les six premiers mois de 1866 s'est également faite sous l'influence de grands calmes atmosphériques des plus remarquables, d'une température exceptionnelle et d'une extrême dépression barométrique, qui a été notée par exemple à 713 millimètres à Brest, le 11 janvier 1866 (*la plus basse connue*), alors que l'on constatait déjà 70 cas de choléra dans cette ville. Aussi c'est qu'on ne doit pas oublier que l'évaporation de l'hémisphère Sud apporte avec elle, en hiver, une énorme quantité de calorique, propre à déterminer des ouragans et des calmes atmosphériques par la grande raréfaction des vésicules aériennes.

« *La dépression barométrique dans certaines conditions signalerait donc en hiver l'épidémie cholérique.* »

Si Copenhague, Southampton, Bristol, Brest, ont été touchés plus ou moins par l'épidémie, comme ensuite d'autres pays de la Bretagne, Nantes, Lorient, et de la Belgique, ces faits doivent être rapprochés des circonstances météorologiques dont nous parlons. Où est la contagion dans tous ces cas, et comment expliquer le retard de l'apparition du choléra à Amiens, par exemple? Est-ce de Paris, de Brest, de Caen, que la maladie y a été importée? Mais alors les contaminés contaminant, auraient attendu bien longtemps avant d'agir. — Nous croyons au contraire le choléra plutôt endémo-épidémique dans ces pays sous l'influence de la constitution médicale régnante.

A ce propos, M. Jobert ne peut s'empêcher de relever, le raisonnement vicieux des contagionistes, lorsqu'ils citent des villes, mises en quarantaines, où le choléra ne s'est pas développé. Il vaudrait mieux, selon lui, dire : voyez comme les pays mis en quarantaine ont eu néanmoins le choléra, tels que Nice, par terre, Alger par mer, et *tutti quanti*.

On peut en dire autant des preuves tirées de la marche de la maladie par des grandes voies commerciales, le long des fleuves, dans le fond des vallées : car qui peut affirmer que dans le cas où il y aurait des populations sur d'autres points, on ne l'y aurait pas observé. On le voit ici plutôt que là, parce que les chemins suivent habituellement les cours d'eau, contournent les hauteurs, et s'enfoncent dans les vallées, conditions les plus favorables à la stagnation de l'atmosphère, à l'élévation de la température du milieu et à une trop grande saturation de l'air par la vapeur d'eau.

En conséquence ne prenant de suite que ces faits bruts ; ils suffisent à la spontanéité d'une épidémie, en déterminant l'altération immédiate de la matière organique dont les produits pernicieux restent en suspension dans l'atmosphère.j

Il suit de là, ajoute l'auteur, que le choléra doit être considéré comme le résultat d'une *asphyxie lente;* qu'en sa qualité de maladie des pays chauds, il se manifeste plutôt pendant l'été, et qu'enfin il est infectieux, parce qu'il est miasmatique, et non contagieux, parce qu'à son état pathognomonique, qui est celui de l'algidité franche (sidération), il n'a pas le caractère des maladies virulentes et éruptives.

Sa doctrine peut être résumée en la loi unique suivante :

L'infection cholérique a lieu dans un pays quand il est au calme du temps, et l'intensité de l'infection quand le pays reste sous ce calme.

Maintenant, Messieurs, que j'ai cherché à vous donner une idée exacte du travail de notre honorable collègue, ai-je besoin de vous faire remarquer qu'il n'a pu que perdre à une analyse sèche et rapide, comme celle que vous venez d'entendre : aussi tous, vous voudrez le lire en entier, et alors vous vous convaincrez, comme moi, en parcourant le tableau dressé pour marquer le déclin de l'épidémie à Marseille, que ce n'est que par des observations détaillées et consciencieusement faites de météorologie, comme M. Jobert a le mérite de les avoir recueillies, que l'on peut espérer arriver, par des inductions raisonnées, à une appréciation vraie des influences telluriques et atmosphériques, et à bien reconnaître le lien qui existe entre les constitutions médicales et épidémiques et les constitutions atmosphériques.

C'est ainsi seulement, et tous nos efforts doivent y tendre, que nos recherches nous permettront sans doute un jour de *prévoir* pour *prévenir* les maladies, d'après les principes formulés par le Père de la médecine.

Si au commencement de ce siècle, un savant éminent, Fourier, est arrivé à constater un degré de refroidissement dans l'ardeur du soleil, comme il y a peu de mois, M. Delaunay, de l'Institut, démontrait dans une conférence solennelle par des preuves évidentes, le ralentissement du mouvement de rotation de la terre : pourquoi la constatation par M. le Dr Jobert de l'influence des calmes aériens sur l'état sanitaire de notre planète ne serait-elle pas aussi un progrès ? Il y a peut-être dans ces différentes découvertes de la science des rapports d'affinités sur lesquels on n'a pas dit le dernier mot.

La constitution physique du globe n'a pas complètement livré son secret : à tous les effets il y a des causes, c'est à la météorologie de nous les faire connaître. Le travail de notre confrère sera une pierre de plus à l'édifice commencé, il y a deux mille ans, par Hippocrate, et continué de nos jours, par de savants médecins météorologues.

Que l'ombre de ce grand maître frémisse d'orgueil ! L'héritage des glorieuses écoles de Cnide et de Cos se perpétue d'âge en âge, et les études de M. le Dr A. Jobert resteront comme un éclatant hommage rendu à la mémoire du plus grand génie médical de l'humanité.

Quant à notre Comité, il aura fait dans la personne de notre nouveau collègue une de ses plus solides et de ses plus précieuses acquisitions.

Je vous propose, de le remercier de son intéressant mémoire, et d'accorder à ce dernier une place honorable dans nos archives.

II. — J'arrive au travail de M. le Dr E. Lisle, qui renferme des renseignements non moins remarquables et tout à fait péremptoires.

C'est sous la forme d'un simple rapport sur le choléra qui a régné à l'asile des Aliénés de Marseille en 1865, que l'honorable médecin en chef de cet établissement a présenté au mois de novembre dernier à M. le Sénateur, un résumé d'observations fort judicieuses, sur le développement et l'intensité de l'épidémie, et sur un mode de traitement particulier auquel il attribue les résultats les plus avantageux.

En raison de leur immense intérêt tant au point de vue de la pathogénie et de la thérapeutique, en ce qui concerne l'épidémie dernière, que, des enseignements précieux qui doivent en résulter pour la conduite à tenir dans les circonstances actuelles, qui semblent annoncer le retour de la maladie à l'état épidémique avec une marche plus rapide qu'en l'année 1865, j'ai pensé qu'il serait du plus grand intérêt pour tous de connaître sans retard les aperçus particuliers de notre nouveau collègue, et je dois à sa bienveillante courtoisie de pouvoir vous en présenter aujourd'hui, le court résumé suivant, d'après les premières épreuves de sa brochure qni n'est point encore sortie des presses du typographe.

Par une statistique comparative, l'exposé de notre confrère permet de reconnaître que le choléra de 1865 a présenté dans l'Asile des Aliénés une gravité exceptionnelle. On y a compté, sur une population de 1000 habitants environ (employés et malades de l'établissement), 75 cas de choléra bien caractérisés (dont 44 chez les hommes, et 31 chez les femmes), et plus de 150 cas de cholérine ou embarras gastrique, ce qui porte à 225 le nombre des individus atteints par la maladie règnante, c'est-à-dire plus du cinquième.

La période épidémique proprement dite a été exceptionnellement longue : elle a durée près de trois mois. Le premier cas de choléra est du 29 juillet et le dernier du 26 octobre. Mais il y a eu une vingtaine de malades atteints de cholérine avant le 29 juillet, et on trouve encore 9 cas de cette dernière forme de la maladie du 26 octobre au 2 novembre.

Enfin l'épidémie a été aussi très meurtrière : 38 malades ont succombé, dont 29 sur 43, du 6 août au 6 septembre, et seulement 9 sur 32 cholériques aussi sérieusement affectés que les premiers, du 7 septembre au 31 octobre. Nous verrons plus loin que M. Lisle attribue cette heureuse et encourageante proportion de guérisons à un nouveau mode de traitement par le sulfate de cuivre.

Mais d'abord, suivons-le dans l'appréciation des causes, qui lui paraissent avoir favorisé le développement de la maladie dans l'Asile.

« Rien n'a été épargné, dit-il, de tout ce qui pouvait augmenter ou assurer la bonne hygiène de l'établissement et le bien être des malades. Au dedans, d'excellentes mesures de prophylaxie ont été appliquées dès les premiers jours de juillet, et elles ont été continuées pendant toute la durée de l'épidémie. Mais il n'en était pas de même au dehors. »

L'Asile est resté en effet sous l'action incessante de deux foyers d'infection qui l'entourent : à l'Ouest, le cours du Jarret, ruisseau fangeux qui sert d'égoût à une grande partie de la ville, et reçoit les immondices de tous les quartiers riverains ; à l'Est, le cimetière St-Pierre, situé à 300 mètres et qui constitue un autre foyer d'infection bien plus dangereux encore.

C'est en grande partie à ces influences délétères que M. Lisle n'hésite pas à attribuer l'invasion du choléra à l'Asile, et sa longue durée et sa violence. Ceci s'accorde peu, ajoute-t-il, avec les idées que l'on s'est faites récemment sur le mode de propagation du choléra. Cependant les faits sur lesquels notre confrère appuie son opinion lui semblent concluants.

En effet, 1° l'épidémie a commencé le 29 juillet par le quartier des femmes, et elle s'y est concentrée plus particulièrement au mois d'août, pendant que l'établissement était exposé aux émanations malfaisantes qui lui étaient apportées de la ville et des bords du Jarret, par les vents d'Ouest et de Nord-Ouest ; tandis que le quartier des hommes qui a présenté le nombre de cholériques le plus considérable a été atteint surtout en septembre, alors que régnaient les vents d'Est, qui quoique faibles, traversaient le cimetière avant d'arriver jusqu'à lui; et ce qu'il y a de particulier à noter, c'est que ce sont les plus valides, les plus jeunes, les plus anciens dans l'Asile qui ont été frappés de préférence par le fléau.

« N'y a-t-il eu dans ces faits d'observation, se demande notre savant confrère, rien autre qu'une coincidence fortuite et sans valeur ? Cela paraît extrêmement peu probable, car il faudrait dire alors comment le choléra aurait été introduit dans l'asile.

« Si la cause générale et inconnue qui le produit n'y a pas

été apportée par l'atmosphère, quelle autre voie aurait-elle
donc suivie, quel agent mystérieux faudrait-il accuser ?
Serait-ce la contagion ? Voilà un mot bien grave et dont
on a singulièrement abusé dans les dernier temps. Mais
j'ose affirmer qu'il n'est nullement applicable à ce que j'ai
observé dans notre Asile. »

Il résulte en effet de l'analyse scrupuleuse qui a été
faite de toutes les particularités relatives aux premiers
cas observés chez des malades si complètement isolés du
monde extérieur, qu'on ne peut rien trouver *en dehors
des influences atmosphériques* pour en expliquer l'étiologie, et que *la contagion est restée toujours étrangère*
à ce qui s'est passé à l'Asile sous une influence épidémique
des plus malfaisantes qui y a régné pendant trois mois,
et à laquelle tous, malades, servants, employés ont payé
plus ou moins leur tribut.

«Tous les faits observés dans l'asile prouvent donc de la
manière la plus positive que le choléra n'y a été contagieux,
soit directement, soit même indirectement, ni au moment
de son invasion ni à aucune époque de sa durée.

« Rien ne prouve, quoi qu'on en ait dit, qu'il ait été plus
contagieux à Marseille qu'à l'Asile. Si l'on suit avec attention sa marche dans les divers pays ou plutôt dans les
villes qu'il a visités, on arrive facilement à se convaincre
que partout il a procédé par infection, plutôt que par contagion. »

Et le judicieux médecin en chef de l'Asile déplore avec
juste raison, comme je n'ai pas moi-même hésité à le
faire le premier, le revirement si singulier qui s'est fait
sous nos yeux dans l'opinion, non pas du public en

général, mais d'une partie notable du corps médical et de la presse scientifique.

« Assurément le choléra n'a pu prendre la forme épidémique que parce que sa cause inconnue (miasme, ferment) a trouvé pour aider à son développement des circonstances locales favorables, des foyers d'infection plus ou moins puissants. On ne l'a jamais observé que par exception là où l'air circule librement et se renouvelle ; il lui faut de grandes agglomérations d'hommes, entassés dans des rues étroites, sinueuses, où l'on dépose des immondices, où les eaux croupissent, où l'air ne se renouvelle qu'à grand peine, où le soleil ne pénètre jamais. »

Ce grand fait dont la signification n'a encore été entrevue que par un petit nombre, ressort avec évidence de tous les faits particuliers observés pendant l'épidémie de Marseille.

Une première observation a été faite c'est qu'elle s'est développée, comme plus tard à Paris, avec une lenteur tout à fait insolite et contrairement à ce qui s'était passé partout ailleurs. De plus elle a également été beaucoup moins meurtrière que les précédentes. Et comme M. Lisle, je suis porté à croire que cela ne peut tenir qu'à une diminution considérable des causes d'infection locale, amenée par les transformations remarquables que Marseille a subies dans ses vieux quartiers, et par les mesures hygiéniques de toute nature qui y ont été prises.

En juin et en juillet, les cas on été très-rares, isolés, et impuissants pour la propagation du mal, malgré de nombreux arrivages de passagers du Levant, et la libre pratique accordée à plus d'un navire venu d'Alexandrie. Les

pélérins algériens ne pouvaient, fait remarquer M. Lisle,
communiquer à d'autres une maladie qu'ils n'avaient pas
eux-mêmes. Comment donc se seraient développés les premiers cas. Ici notre confrère est obligé de faire intervenir
des miasmes, un ferment cholérique qui trouvant dans
l'air toujours impur du port et des rues voisines, un puissant élément de propagation, est resté faible au début et
n'a pu faire d'autres victimes dans la suite que parce que
des éléments nouveaux lui sont venus en aide. Il y aurait eu
ainsi une longue incubation à Marseille, tandis que le contraire a été observé pour Arles, Toulon, Solliés, où l'épidémie est arrivée à son apogée avec une rapidité foudroyante.
Mais est-ce que les foyers d'infection qui déshonorent encore certaines rues de la vieille ville, certains quartiers de la
banlieue de Marseille, est-ce que l'air toujours impur
du port et des rues voisines, que M. Lisle apprécie comme « un puissant élément de propagation » n'étaient
pas des causes suffisantes, assez énergiques « pour la
multiplication des germes qui lui étaient apportés à
profusion par toutes les voies : bateaux, hommes d'équipage, voyageurs, marchandises, etc. » Et pourquoi
leur aurait-il fallu alors une plus longue incubation à
Marseille, qu'à Toulon, qu'à Arles, qu'à Solliès-Pont. Les
ouvriers des Docks, les employés de la douane, tous les
habitants du port qui ont habituellement une vie régulière
ont-ils présentés plus tard de nombreux décès ? On a répété
volontiers que les premiers cas de choléra à Marseille
avaient été observés chez des marins ou des gens qui
avaient des relations d'affaires avec les ports; mais est-ce

donc bien étonnant, si on réfléchit que ce sont eux qui fournissent d'habitude la population des hôpitaux pour d'autres maladies, et qu'il est bien peu d'habitants de la ville qui ne soient en relation plus ou moins directe avec les ports ou ceux qui y séjournent?

Toujours est-il que dès le début de l'épidémie, des cas isolés ont été notés dans tous les quartiers de la ville, et qu'elle s'est montrée plus meurtrière dans certains quartiers insalubres, dans certaines rues étroites, tortueuses, renommées par leur malpropreté, et leur insalubrité proverbiale, et qui avoisinent les quais des ports.

La même remarque a été faite pour Paris. N'est-ce pas dans les arrondissements où se trouvent des cimetières, que la maladie a sévi avec le plus d'intensité? Comment expliquerait-on l'infection de l'aile Ouest de la caserne St-Charles à Marseille, comme l'immunité relative de l'aile opposée, si on ne tenait compte de l'influence des effluves délétères, auxquelles la première est exposée, par son voisinage du cimetière, bien que depuis le 1er janvier 1865, époque antérieure à l'apparition de l'épidémie, les inhumations ne s'y fissent plus? Qu'on ne s'y trompe pas, il y a là une haute question d'hygiène publique.

Je crois avoir signalé suffisamment, pour qu'il soit inutile d'y revenir à l'occasion d'un rapport, l'influence des conditions locales d'insalubrité flagrante dans le développement de l'épidémie à Marseille; et, l'exposé de M. le docteur Lisle ne tend qu'à affirmer plus complètement encore ma manière de voir, lorsqu'il attribue l'apparition et la propagation de la maladie dans l'Asile des Aliénés aux seules influences délétères du voisinage. Pas n'était besoin par conséquent de faire intervenir les germes ou ferments de la vallée d'Arafat, pour expliquer l'apparition de la maladie dans la ville, dont certains quartiers, osons le dire, n'ont rien à envier encore aujourd'hui de la malpropreté des villes turques. Comment d'ailleurs pourrait-on expliquer la réapparition du fléau depuis quinze jours, environ, particulièrement aux environs du cimetière Saint-Charles, dans les rues Bernard-du-Bois, de la porte d'Aix, etc., où il semble rester concentré, en raison des éléments plus favorables à sa production sous l'influence d'une constitution médicale plus rapidement dessinée que l'année dernière ?

Voilà pour l'étiologie. La seconde partie du rapport de M. Lisle, est un exposé de la méthode du traitement qu'il a employée, et des résultats qu'il a obtenus.

Sur 14 malades gravement atteints, et qui ont été traités par les agents le plus généralement acceptés, 12 sont morts, et les deux qui ont survécu ont eu une convalescence des plus pénibles.

Au contraire, 30 autres, aussi sérieusement atteints que les premiers, et soumis au traitement par le sulfate de cuivre, ont fourni 23 guérisons avec convalescence prompte et de peu de durée, et 7 décès seulement (la plupart chez des aliénés déjà gravement malades auparavant, ou qui ont présenté une intensité particulière et comme foudroyante de l'attaque cholérique).

La solution de sulfate de cuivre mise en usage était titrée *au vingtième* (sulfate de cuivre, 5 grammes, et eau distillée, 100 grammes); puis avec cette solution on composait la potion suivante : *Solution de sulfate de cuivre au 20°, 1 gramme 50 centigrammes, laudanum de Sydenham, 10 gouttes, et eau sucrée 120 grammes,* que on l'administrait au malade le plus près possible du début de l'attaque et à l'exclusion de toutre autre médication : dans les cas très-graves, par cuillerée à café de 1/4 en 1/4 d'heure, et de 1/2 en 1/2 heure dans les cas moyens ; enfin par 1/2 cuillerée à bouche, d'heure en heure dans les cas légers, jusqu'à ce que la chaleur fut revenue à la peau et à la langue et que le pouls fut un peu relevé.

Quant à la quantité de sel de cuivre absorbée, elle a varié de 0,04 et 0,20 ou même 0,23 centigrammes, c'est-à-dire que chaque malade a pris depuis la moitié jusqu'à deux et même trois de ces potions : mais dans ces derniers cas il a été remarqué que la convalescence a toujours été longue et difficile, ce que M. Lisle croit devoir attribuer à un commencement d'intoxication. Aussi a-t-il été autorisé à croire que les doses conseillées par le docteur Burq sont trop élevées, et s'applaudit-il d'avoir été conduit, providentiellement pour ainsi dire, à y déroger dans le premier essai qu'il a fait du mode de traitement préconisé par notre distingué confrère de Paris.

Il n'en reste pas moins acquis à la pratique que le traitement du choléra par le sulfate de cuivre a donné au savant praticien de l'Asile des aliénés, des résultats beaucoup plus satisfaisants que toutes les autres méthodes employées jusqu'à ce jour, puisque la guérison aurait été obtenue dans les trois quarts des cas.

Pour lui, le sulfate de cuivre a paru agir dans la période algide de la maladie, à l'instar du sulfate de quinine dans un accès de fièvre pernicieuse.

Tel est, Messieurs, considéré dans son ensemble, le travail de M. le docteur Lisle. Riche d'observations intéressantes et scrupuleusement faites, et de principes cliniques savamment appliqués, il aurait pu recevoir un titre moins modeste que celui d'un simple rapport à l'administration. Toute simple et trop écourtée que vous paraisse l'analyse que je viens de vous en faire, elle suffira néanmoins, je pense, pour appeler votre attention sur l'incontestable valeur de tous les faits qui s'y trouvent signalés. La sagacité et le mérite du distingué médecin en chef de l'Asile de Saint-Pierre, nous était déjà connus par ses travaux scientifiques spéciaux, qui sont justement appréciés par la presse médicale. Nous ne pouvons moins que le remercier de nous avoir permis d'apprécier son intéressant mémoire, avant même sa publication, tout en l'assurant qu'il sera très-honorablement déposé dans nos archives, et en nous félicitant de le compter désormais parmi les membres de notre Société.

NOTE SUR LE CLIMAT DE MARSEILLE

**Et sur les faits météorologiques observés, en 1865,
avant et pendant la période du choléra qui y a régné,
pour servir à l'appréciation de leur influence sur le
développement et la marche de l'Épidémie (1).**

Le caractère du climat de Marseille est le variable, tenant le
milieu entre les climats marins et les continentaux.

I. — Les oscillations de la *colonne barométrique*, avec ses
mouvements diurnes et annuels sont considérables et parfois brusques. La moyenne annuelle est de 0,758mm, 81 pour la période
de 1823 à 1864 (Valz, Maurin, Didiot). Le maximum 775,84 a été
atteint en 1834, le minimum 723,18 en 1823. La variation diurne
moyenne est de 0mm, 73.

II. — Les variations *thermométriques* ne manquent ni de fréquence ni d'amplitude.

La température moyenne annuelle fixée à 14°,8 par Valz, pour
la période de 1823 à 1842, est de 14°, 36 pour celle de 1850 à 1860
(Maurin) et de 15°,53, pour celle de 1864 à 1865 (Didiot) avec une
température maxima de 33°,3 en 1864, et minima de 6°,9 en
1864.

Les variations brusques et instantanées de la température (am-
plitudes parcourues quotidiennement pouvant mesurer 17 degrés, 8), constituent l'un des caractères principaux du climat.

III. — Annuellement il tombe 585mm d'eau. Les mois les plus
pluvieux sont avril et mai, septembre, octobre et novembre.

IV. — Les vents prédominants, sont ceux qui soufflent de l'O.
ceux du N.-NO. (mistral) surtout, qui représentent les 2/5 des no-

(1) Lue à la Commission scientifique du Comité médical, dans la séance du
31 juillet 1866.

tations. Les vents qui soufflent de l'E. et du S. sont relativement
bien moins fréquents, ils ne dominent que de juin à septembre.

V. — En moyenne il y a 154 jours de brumes ou brouillards,
69 à 70 jours de pluie, 122 jours nuageux, et 38 seulement, pendant lesquels le ciel se présente entièrement couvert. C'est surtout
de septembre en avril que l'humidité atmosphérique est le plus
considérable.

VI. — Il tombe en moyenne par an, une ou deux fois de la neige
et deux fois de la grêle ; le chiffre des orages ou jours orageux,
manifestés par des éclairs et du tonnerre, est de 19.

VII. — La direction des vents influe sensiblement sur la quantité d'Ozone de l'atmosphère : elle est plus faible par les vents d'Est
que par ceux qui soufflent de l'ouest, et du N.-O. (mistral).

Voici maintenant quels ont été les résultats des observations
météorologiques pour 1865.

Hiver froid, très humide. — Aux vents d'Est de décembre 1864,
ont succédé en janvier, février et mars, des vents d'Ouest (66 fois),
accompagnés d'abondantes pluies (122mm, 10 d'eau, et il en était
déjà tombé 275mm, 40, en novembre et décembre). Constitutions
catharrales, grippes, coqueluches et fièvres intermittentes souvent
larvées.

Printemps très chaud et sec. — Calme ou faiblesse des vents
qui soufflent de l'E. et du S.-E. surtout en avril et en mai. La température est en moyenne 15° en avril, 20° en mai, 24° en juin,
avec des extrêmes maxima de 25°, 32° et 34° 9. Il n'est tombé que
8mm, 85 d'eau pendant ces trois mois. L'élément catharral dispa-
rait et l'élément bilieux annonce son invasion en faisant revêtir
un masque particulier aux embarras gastriques, aux diarrhées,
aux fièvres typhoides ; cholérines en mai et en juin ; quelques cas
de choléra sporadique en juin, dont plusieurs sont mortels les 2,
9, 18, 19 et 29.

Été tropical. — Pendant les mois de juillet, août et septembre,
la température a été excessive, sans intermittence de 24° en
moyenne, à 35° maximum. Les vents d'Ouest dominants en juin
ont continué à souffler faiblement de cette direction en juillet et en

août, avec de rares alternatives de ceux de l'Est ou du Sud qui se sont fait remarquer par une prédominance d'intensité. En septembre, les derniers sont encore dominants, quoique faibles, sur ceux de l'Ouest, qui les contrarient peu fréquemment. La pression barométrique a été faible, 0,752^{mm}, rarement au-dessus de 0,756 ; elle présentait souvent de brusques oscillations au-dessous ; mais les *calmes* n'en ont pas moins persisté d'une manière tout à fait remarquable. — Les pluies habituelles en septembre ont manqué complètement.

L'humidité des nuits était excessive ; elle se manifestait par de fréquents brouillards, par des brumes épaisses à l'horizon du côté de la mer. La tension de la vapeur a varié de 10°,7 à 12°,1 — et l'état électrique de l'air s'est manifesté fréquemment par des orages dans la dernière dizaine de juillet, (les 21, 26, 27, 30, 31) et les 14 et 22 août, plus rarement par des éclairs, seulement en septembre.

Cette période est caractérisée par une constitution médicale où l'élément bilieux prédomine dans les embarras gastriques et les diarrhées : c'est celle où le choléra se dissémine et augmente en gravité et en intensité, surtout après les jours orageux sans pluie. L'épidémie atteint son apogée du 10 au 15 septembre.

En octobre, la température baisse sensiblement, 16°,8 en moyenne. Des orages éclatent, les vents d'E. soufflent avec plus de violence et amènent treize jours de pluie. — Les affections cholériques diminuent considérablement. C'est le déclin de l'épidémie.

De sorte, que, en complète analyse, on peut facilement reconnaître que la température a été plus élevée au printemps, que dans les années précédentes, que les mois d'été se sont maintenus à un état de sécheresse excessive, que la direction des vents a été anormale, comme leur faiblesse ou leur grand calme, que la pression atmosphérique a été constamment faible et peu variable, et que l'humidité relative de l'atmosphère, pendant les nuits surtout, a été beaucoup plus intense que dans les mois correspondants des autres années.

Cet exposé tout sommaire autorise donc à établir que, par rapport au climat normal, l'année 1865 a offert une constitution atmosphérique exceptionnelle (celle qui est particulière aux pays de la zone tropicale); et comme les maladies qui se sont déclarées sous son action, ont revêtu également un caractère et une gravité insolites (cholérique et épidémique), on est conduit à rechercher dans le rapprochement qu'on en fait, la loi de certaines influences des modificateurs externes sur l'organisme sain ou malade.

Une remarque importante à consigner tout d'abord, c'est que l'épidémie est née, s'est développée et a diminué sous l'influence des mêmes vents, qui ont soufflé toujours de l'Est ou du Sud-Est ; ils seraient donc spéciaux à cette constitution de l'air, antérieure au choléra, qui serait la vraie cause génératrice du génie morbifique, celle qui prépare peu à peu les épidémies cholériques ; tandis que pendant la période d'état de la maladie, les vents contraires, quoique faibles, qui ont régné, n'ont paru agir que comme cause déterminante.

Dans son livre *(Traité des airs, des eaux et des lieux)*, Hippocrate s'est borné à énoncer le résultat de ses observations; il n'explique pas comment ces résultats ont été obtenus, ni par conséquent à l'aide de quels moyens on pourrait les vérifier. Cependant, dit Littré, il faut remarquer que les idées consignées dans ce traité, constituent un ensemble digne de toute notre attention et que la doctrine qui y est développée, est un des plus beaux héritages que la science moderne ait reçus de la science antique. Et ce savant commentateur ajoute :

« L'étude des influences de l'exposition et des vents sur la production des maladies, de celles des saisons et des climats, a reçu, toute proportion gardée, moins de développement parmi les modernes, qu'elle n'en a eu parmi les anciens. Le globe terrestre nous est mieux connu et bien plus accessible ; les situations où se trouvent les hommes sont plus diverses ; en un mot, l'expérimentation se fait sur une plus vaste échelle, mais elle se fait sans que nous en profitions, et le *Traité des airs, des eaux et des lieux*, par Hippocrate, composé pour un horizon bien limité, devrait aujourd'hui être refait sur de plus grandes dimensions et donner par conséquent des résultats plus variés et plus compréhensifs. »

En effet, les recherches du P. Secchi, celles de M. de la Rive sur l'électro-magnétisme de la terre, les travaux de géographie physique de la mer, par le lieutenant Maury, tendent à éclaircir de plus en plus chaque jour la météorologie du globe, c'est donc aux médecins qu'il appartient surtout d'assurer parallèlement le progrès de la météorologie sanitaire, en établissant avec soin les rapports existant entre les perturbations atmosphériques et certaines maladies épidémiques.

La météorologie, comprise de la sorte, est la vraie source des constitutions médicales proprement dites, et des constitutions épidémiques, c'est-à-dire de celles qui, dans un moment donné, impriment aux maladies un cachet spécifique. La pathogénie ne saurait s'en passer. Depuis Hippocrate, jusqu'à Baillou, Sydenham, Stoll, Tissot, Le Pèque de la Clôture, Chomel, etc., elles ont tenu en échec l'esprit des médecins ; car elles révèlent le vrai génie de l'art. Ce sont elles qui déterminent pendant plus ou moins de temps, les états inflammatoire, bilieux, putride, adynamique, nerveux. Ainsi, Raymond de Marseille, assurait que le *mode mou* et le *mode dur*, par lesquels ils désignait les constitutions médicales, avaient duré chacun dix-sept ans.

« Nous savons en effet, dit M. Dugas, par la lecture des bons observateurs, que s'il est des constitutions médicales annuelles, il est certainement aussi un état plus général qui domine et régente plusieurs années, même des quarts de siècle. Ne faudrait-il pas admettre alors comme loi naturelle, que l'humanité, roulant dans un cercle indéfini, subit tour à tour ces puissants modificateurs nécessaires aux générations dans les vues profondes et secrètes de la Providence » (1).

Les anciens médecins n'avaient pas non plus manqué de reconnaître que la cause générale des constitutions médicales existait dans l'air avant leur explosion, et que c'est dans la constitution atmosphérique antérieure à leur manifestation qu'il fallait en rechercher l'origine.

---

(1) Rapport sur *les maladies qui ont régné à Marseille*, en 1852.

Quant aux épidémies, les qualités de l'air seules peuvent expliquer leur prompte diffusion ; car, ne savons-nous pas par l'étude des maladies saisonnières et annuelles, qu'elles se développent quelquefois épidémiquement sous l'influence de certaines perturbations atmosphériques. L'apparition des affections catharrales, de la grippe, des fièvres éruptives est étroitement liée à une constitution atmosphérique particulière.

La latitude a aussi sur les constitutions médicales locales, une influence marquée. La constitution bilieuse propre aux pays chauds, s'observe à l'état stationnaire dans le midi. A mesure que l'on avance vers le midi, sur les côtes de Provence, sur celles de la Corse, la fièvre se rapproche du type qu'elle présente sur les côtes d'Afrique, et revêt la forme pernicieuse. Dans les plaines marécageuses de la Camargue, le choléra des tropiques se montre avec elle. Il a été observé que de tout temps il y est endémique, comme dans certaines parties de l'Inde et aux Antilles.

Ce n'est point toutefois que le choléra doive être considéré comme une affection paludéenne ; il en diffère puisqu'on le rencontre à l'état sporadique dans beaucoup de localités non marécageuses, et que sans changer pour cela de type, mais en revêtant un caractère de plus grande intensité, il peut se développer quelquefois à l'état épidémique, en quittant ses foyers permanents, sous l'influence de causes particulières qui expliquent sa gravité dans nos climats comme dans l'Inde.

Il est incontestable, que le choléra se manifeste spontanément à l'état sporadique chaque année à Marseille (1) surtout pendant les mois d'août et de septembre ; rien ne peut donc empêcher d'admettre, qu'il puisse y acquérir plus de violence, sous l'influence des mêmes conditions d'électricité, de température, d'humidité et de viciation de l'atmosphère, qui sont particulières aux pays de la zone tropicale, où il est le plus habituellement endémique, et

---

(1) Nous nous proposions d'en fournir les preuves devant le Congrès médical de Strasbourg, en établissant, pour une période de 60 années, dans un résumé synoptique, les rapports de causalité entre les influences météorologiques et les constitutions médicales cholériques. Ce travail sera l'objet d'une publication spéciale. (*Dans la* Voie Nouvelle, *revue philosophique, scientifique et littéraire*).

bu'en revêtant le caractère épidémique, il puisse aussi franchir
tous les obstacles et parcourir la terre sans distinction de climats
et de régions, à la façon des grandes maladies populaires et avec
des périodes déterminées qui la limitent, comme toute maladie
sporadique, caractère essentiel qui le distingue des types morbides
contagieux.

C'est pourquoi, si dans l'état actuel de la science, on ne peut
encore que soupçonner la cause première, immédiate, de son développement spontané, qui est probablement dû à une viciation
spéciale du milieu respirable, il nous a paru logique de chercher
à bien établir le rapport intime, qui existe entre les influences
atmosphériques et le choléra épidémique, en notant avec soin
ici en 1865, comme en Cochinchine en 1861, les phénomènes météorologiques qui ont précédé et accompagné l'invasion et la
marche de la maladie, et voici les déductions que l'on peut tirer
du résultat de ces observations :

1º Le choléra est une maladie populaire exceptionnelle, déri-
vant d'une constitution médicale insolite et anormale, que l'on
peut appeler cholérique.

2º De même, probablement que toutes les grandes épidémies,
le choléra tire son origine d'une constitution intempestive de
l'atmosphère et d'une altération spéciale et plus ou moins pro-
longée de ses qualités sensibles.

3º L'intempérie atmosphérique qui prépare peu à peu la constitution cholérique, résulte d'un calme extraordinaire des vents et
de la déviation plus ou moins prononcée de leur direction habituelle, d'une sérénité exceptionnelle du ciel, et d'une sécheresse
plus considérable que de coutume.

4º Les lieux bas et humides, l'air stagnant (étouffant), saturé
d'électricité et de vapeur (pendant des jours d'orages qui n'éclatent pas), semblent favoriser son activité meurtrière. Son intensité
décroît au contraire assez rapidement à la suite des orages qui
ont accompagné d'abondantes pluies.

5º Le choléra, en sa qualité de maladie des pays chauds (son
type est dans l'Inde, mais non son origine), se manifeste de préférence en été ; quand il se montre en hiver, c'est sous l'influence

d'une notable élévation de la température produite par l'évaporation de l'hémisphère Sud, et en raison d'une grande dépression barométrique, lorsqu'une anémologie spéciale contraste avec le caractère de la saison.

6° Une fois développé, le génie cholérique se propage en vertu de sa puissance épidémique : et sous l'influence de l'insalubrité des lieux, des habitations, de l'agglomération des masses ou de l'encombrement des individus sains ou malades et de certaines autres infractions aux lois de l'hygiène, il peut même présenter des qualités infectieuses.

7° Le choléra, affection essentiellement adynamique se développe d'abord chez les personnes que la peur, la misère, les écarts de régime, ou un état maladif antérieur ont déjà adynamisées.

8° Des individus cholérisés viennent mourir dans des localités éloignées, sans que l'épidémie y soit et s'y manifeste. Des individus cholérisés peuvent venir mourir dans une localité où elle est en puissance et où elle éclate, comme s'ils y déterminaient un foyer d'infection.

9° On a remarqué que le choléra s'était développé, toujours de préférence après les constitutions catharrales et, que, pendant son règne, certaines maladies, les fièvres intermittentes, la variole épidémique, ou les fièvres typhoïdes qui n'en avaient pas moins persisté avec une certaine fréquence, sous l'influence de l'état pernicieux de l'atmosphère, offraient quelquefois au déclin de l'épidémie cholérique, une véritable recrudescence épidémique (1).

10° En parcourant l'histoire des diverses épidémies cholériques, on reconnait qu'elles tendent à diminuer de gravité. Cet amoindrissement successif de gravité comparative est dû à l'assainissement des pays habités, à la vulgarisation de l'hygiène, et la cause qui agit le plus en ce sens, c'est l'amélioration toujours bien lente, mais cependant notable, dans l'état des classes nécessiteuses.   A. DIDIOT.

_____

(1) Dans un grand nombre de cas, des épizooties se sont montrées en même temps que l'apparition du choléra. Comme coïncidence également frappante de certaines circonstances étiologiques, on a noté les tremblements de terre, les ouragans (Guadeloupe), la guerre, les révolutions, les nuées de sauterelles (Algérie).

TABLE DES MATIÈRES

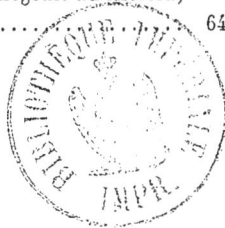

FIN.

www.ingramcontent.com/pod-product-compliance
Lightning Source LLC
Chambersburg PA
CBHW071304200326
41521CB00009B/1898